Quem disse que comer engorda?

Dra. Paula Cabral - Clínica Hagla

Quem disse que comer engorda?

u
editoraurbana

© 2007 - Paula Cabral

Direitos em língua portuguesa para o Brasil:
Editora Urbana Ltda.
atendimento@matrixeditora.com.br
www.matrixeditora.com.br

Dados Internacionais de Catalogação na Publicação (CIP)
SINDICATO NACIONAL DOS EDITORES DE LIVROS, RJ.

Cabral, Paula

Quem disse que comer engorda? / Paula Cabral. - São Paulo : Editora Urbana, 2007.

1. Obesidade - Aspectos psicológicos - Obras populares. 2. Hábitos alimentares - Obras populares. 3. Dieta de emagrecimento - Obras populares. 4. Saúde. I. Título.

07-1668.
CDD: 616.3980019
CDU: 616.398:159.9

Índice

AGRADECIMENTOS 07

PREFÁCIO 09

INTRODUÇÃO 11

CAPÍTULO 1 - A DECISÃO DE MUDAR 15
- Só força de vontade não faz milagres 17
- O armário 18
- A zona de conforto 20
- Hábitos fisiológicos 24
- Atividade física 28

CAPÍTULO 2 - SEJA SINCERO COM VOCÊ MESMO 31
- Descubra sua finalidade de vida 33
- Organize o seu tempo 35
- Os objetos pessoais 37
- Escreva a sua história 38
- Sua rede de relacionamentos 40

CAPÍTULO 3 - ESTABELECENDO METAS 43
- Estabeleça sua meta 45
- Controle seus resultados 50

CAPÍTULO 4 - POR QUE EMAGRECER É TÃO COMPLICADO 55
- Simplificando os nutrientes 57
- Os depósitos de energia 62
- A importância da gordura 64
- A mobilização dos depósitos de gordura 66
- Os mecanismos de percepção 69
- Enganando os mecanismos de percepção 70

CAPÍTULO 5 - AH, SE EU SOUBESSE DISSO ANTES! .. 73
- Os erros alimentares 75

CAPÍTULO 6 - DO DESEJO À AÇÃO 81
- Afinal, como emagrecemos? 83
- Quem disse que comer engorda? 85
- Diferencie fome de apetite 88
- Exercícios mentais 91

CAPÍTULO 7 - CARDÁPIO BÁSICO 95
- Instruções 97
- Dicas 99
- Manutenção do peso 106

CAPÍTULO 8 - OS ERROS MAIS FREQUENTES 107
- Erros frequentes 109
- Dúvidas frequentes 110
- Problemas com a decisão de mudar 112
- Problemas com a ansiedade 115

CAPÍTULO 9 - RESUMO 119

AGRADECIMENTOS

Ao meu professor de bioquímica, Luiz Francisco Macedo, que me incentivou na busca de respostas às minhas perguntas.

Ao meu marido e meu filho que, muitas vezes, se privaram de minha presença e me apoiaram em meus projetos.

À dedicação de minha equipe, que me entende só com o olhar.

Aos pacientes que se acostumaram a entender o que estão fazendo e me questionam cada vez mais, treinando meu cérebro a encontrar novas soluções para os seus problemas.

E a Cristiane Leal pela sua colaboração neste livro, no texto das páginas 23 e 24.

Aos meus pais que permitiram ser quem eu sou.

PREFÁCIO

É incrível o número de pessoas que têm deixado de se alimentar corretamente, o que vem provocando um aumento considerável nos casos de obesidade no mundo todo.

Segundo dados recentes, na Itália esses casos já atingem cerca de 40% da população; no Reino Unido, 45%; na Alemanha, por volta de 50% e nos Estados Unidos, 48%. No Brasil, os índices já se aproximam dos números desses países.

Os efeitos da obesidade têm preocupado os profissionais de grande parte dos sistemas públicos de saúde. As altas somas de dinheiro utilizadas no tratamento das diversas doenças provocadas pelo excesso de peso acabam inviabilizando projetos sociais em outras áreas fundamentais como o ensino e a segurança.

Daí a importância de um livro como este, que esclarece, orienta e dá as bases para uma mudança na maneira de nos alimentarmos.

Surpreendi-me ao ler a obra, pois o interessante aqui é o fato de que a própria autora viveu os problemas do excesso de peso – o verdadeiro mal-do-século. Dessa forma, pôde descrever, sem igual, um roteiro passo a passo, não só sob o aspecto clínico, mas também emocional, proporcionando soluções reais.

Paula Cabral dá as diretrizes para obtermos sucesso na perda de peso e ainda conservá-lo depois, para a manutenção desse novo peso saudável. Explica psicologicamente por que acumulamos gordura em nosso organismo e nos mostra como evitar esse acúmulo.

Com uma linguagem simples, objetiva e orientadora, a autora nos explica e nos dá exemplos importantes, permitindo-nos adquirir conhecimentos científicos simples que possam ser utilizados por qualquer pessoa em seu dia-a-dia.

Um manual para quem, de forma sincera, quer mudar o seu objetivo de vida e corrigir os erros alimentares e o sedentarismo, frutos dessa nossa modernidade.

Dr. Valter Makoto Nakagawa
Vice-presidente da Associação Brasileira de Nutrologia,
presidente da Associação Brasileira de Nutrologia
Regional do Estado de São Paulo

INTRODUÇÃO

É difícil de acreditar que o problema de peso também já me assombrou. E justamente por sentir isso na pele é que optei pela minha profissão. Está certo que no início não foi bem assim, mas o destino já me reservava uma parcela de colaboração nos estudos sobre obesidade.

Tive um corpo lindo até os 15 anos. Depois disso, os questionamentos e as perdas da adolescência me fizeram assaltar a geladeira. Aos 17 anos, eu era uma mulher "de peso": estava com 30 quilos a mais! Não havia roupa que me servisse e eu já estava entrando no manequim 48. Resolvi procurar um médico, e começou a fase dos anorexígenos (inibidores do apetite). Tomei esses comprimidos durante 60 dias, e lá estava eu, magra. Havia descoberto a fórmula da magreza! Minha primeira decepção aconteceu quando voltei ao consultório, e o médico disse que eu não precisava mais tomá-los. "E agora? Como eu vou ficar magra?", perguntei.

Engordei tudo de novo, mas desta vez fui mais esperta. Marquei três médicos no mesmo dia e ganhei receitas para seis caixas do remédio. Isso me deixaria magra por seis meses ou mais. Porém, de repente surgiu uma gastrite e eu não podia mais tomar remédios. Nesse meio-tempo, fiz dieta da fruta, da Lua, hipoglicídica, até jejum total durante sete dias.

Como a compulsão era grande, depois de comer "bem", ia ao banheiro e vomitava tudo. Vivia frustrada e não conseguia aceitar o fato de ser gorda e, como sempre, todos diziam: "Mas você tem um rosto tão lindo!".

A gota que faltava para transbordar o copo aconteceu no dia em que fui fazer minha opção para o vestibular. Estava na escadaria do prédio da Gazeta, na avenida Paulista, em São Paulo, quando, ao me sentar, minha calça se rasgou. Nesse dia, resolvi que iria fazer Medicina, assim, teria um receituário para medicamentos controlados.

Quando entrei na faculdade, passei a ter informação muito mais detalhada sobre o funcionamento do nosso corpo. Apaixonei-me pelas aulas de Bioquímica e Fisiologia. Percebi que o organismo tem uma maneira própria de funcionar e que nós fazemos tudo ao contrário. Resolvi me alimentar de acordo com as fases da digestão e respeitar suas etapas de processamento.

Não contei calorias, muito menos pesei comida ou usei *diet* ou *light*. Apenas alimentação equilibrada. Aprendi a diferenciar fome (necessidade física de alimento) e apetite (necessidade psicológica de comida) e a evitar a fermentação de substâncias que atuam em níveis diferentes da digestão. Emagreci 30 quilos e mantenho o meu peso até hoje. Descobri que nada engorda, desde que saibamos comer, e, se respeitarmos nosso organismo, ele também nos respeitará.

Mas a descoberta mais importante se deu em relação a mim mesmo. Sou totalmente diferente do que já fui, em todos os sentidos. Não bastou apenas emagrecer e ficar bem. Meus "amigos", que me consideravam uma ótima amiga, passaram a me disputar. Minhas amigas não me convidavam para mais nada. Passei a representar perigo! Por mais incrível que possa parecer, 30 quilos mais magra me sentia rejeitada, uma "picanha pendurada no açougue".

Acho que nessa fase de mudanças, muitas mulheres voltam a engordar, pois a pressão aumenta e a coitadinha deixa de existir.

Você passa a ser tão capaz quanto qualquer outra pessoa comum. Comecei a ler tudo que pudesse me acrescentar em termos de autoestima. Na época, algumas pessoas me tratavam como se eu fosse retardada. Quando lia o terceiro livro, cheguei à conclusão de que devia trocar de amizades.

Resolvi, eu mesma, enfrentar os meus problemas, me respeitar e estabelecer limites. As pessoas me estranharam, mas eu estava me sentindo ótima. Conquistei meu espaço e decidi me dedicar às pessoas que passam pelo que eu já passei. Não uso anorexígenos e nunca os prescrevi a ninguém. A solução não está em uma cápsula, e sim em nós mesmos.

A dieta fisiológica da Clínica Hagla começou a ser utilizada em 1990, em que seu conceito era explicado a cada paciente.

Em 1994 foi editado o primeiro manual do paciente Hagla, que continha as explicações mais detalhadas sobre a alimentação adequada. Hoje, esse manual se encontra na sexta edição.

Em 2000, por causa da necessidade de detalhar melhor o que eu explicava no dia-a-dia, tirei uma semana de recesso e escrevi o livro *Em paz com a balança*, que acabou se esgotando. Em 2007, para dar novas informações às pessoas, novamente tirei uma semana de recesso e escrevi este livro.

Acredito que, como eu, você também possa encontrar o seu potencial.

Não existe clínica,
Não existe médico
que possa fazer aquilo
que você não quer fazer
por você.

1. A DECISÃO DE MUDAR

*Muda, que quando a gente muda
o mundo muda com a gente.
A gente muda o mundo
na mudança da mente.
E quando a mente muda
a gente anda pra frente.*

Trecho da música *Até quando*,
de Gabriel O Pensador.

SÓ FORÇA DE VONTADE NÃO FAZ MILAGRES

Tudo o que você fez até agora deu certo? Se continuar fazendo o mesmo, com certeza o resultado não será diferente. Não adianta gastar sua energia, seu desejo e força de vontade em algo sobre o qual ouviu falar, ou que alguém fez e deu certo. Somos pessoas diferentes, com problemas diferentes — o que deu certo para um indivíduo não necessariamente dará certo para você!

Vamos ser bem sinceros: não existe milagre. O que existe é a decisão de mudar!

Mudanças são feitas quando não nos sentimos agredidos — têm de ser naturais e devem estar de acordo com nossas crenças e sentimentos. Nem por isso ficamos à vontade quando pensamos em mudar. É simples: mudar significa reinventar, e reinventar exige, no mínimo, esforço. Em muitos casos, representa jogar quase tudo o que você pensa sobre algo no lixo. Aceitar que podem existir outras verdades. Assumir suas mudanças e, principalmente, as consequências que virão.

Pensando bem, é uma decisão difícil, mas que deve ser tomada se você quiser resultados diferentes.

Isaac Newton, pai da Física, constatou que "a toda ação corresponde uma reação de mesma intensidade e em sentido contrário". O que significa que, se você continuar a agir e a se portar como sempre, sua vida será feita de reprises. E, inevitavelmente, verá outras pessoas conseguindo realizar seus projetos, enquanto você luta pela mesma coisa.

Existem duas maneiras de aprender: a primeira é deixar as coisas como estão para ver como é que ficam. Ou seja, querer mudar, mas não se comprometer com nada que exija colaboração. A solução milagrosa! A segunda é colocar em prática o bom senso e as soluções que vão facilitar sua vida e canalizar suas energias para o próximo objetivo.

Existem mentiras que de tanto repetirmos se tornam verdades. Passamos a acreditar nelas e deixamos que esses sentimentos comandem as nossas vidas. Em compensação, quando superamos etapas, evoluímos e estamos preparados para entrar em outra fase, como em um jogo de videogame. Isso é mudança.

O primeiro passo é alinhar o que queremos (METAS) com aquilo que vamos fazer (AÇÃO). Caso contrário, será apenas um SONHO.

Mais importante do que entender tudo o que se faz, é fazer o que é realmente necessário. Por outro lado, se conseguirmos entender um pouco como as coisas funcionam, fica mais fácil decidir nossa ação. Exemplo: se sabemos que combustível pega fogo, com certeza evitaremos acender um fósforo em um posto de gasolina. Assim, a opção de fazer, ou não, caberá a nós.

Daqui para frente, tentaremos fazer com que você associe sua experiência vivida em dietas com o conhecimento e o despertar da sua sabedoria adormecida.

Quantas vezes você lê o mesmo livro? Provavelmente nenhuma. Então, aproveite esta chance e coloque as coisas em prática. Você não precisa ler tudo hoje, precisa assimilar o que está lendo. Rabisque os detalhes que você acha importante lembrar. Os livros não são feitos para ficar na prateleira enfeitando a casa. Um dia você vai folhear este livro e lerá uma ideia rabiscada, que chamará sua atenção. Talvez seja aquilo que precisa saber naquele momento.

Toda vez que você muda, um leque de opções se abre diante dos seus olhos.

Somos seres ilimitados. O medo é um sentimento limitante e deixando-se dominar por ele você estará estabelecendo o seu limite.

Então ouse e, dentro da sua realidade, ao menos faça alguma coisa!

MUDANÇA UM: O ARMÁRIO

Quantos manequins de roupa você tem no seu armário: 40, 42, 44, 46?

Qual é o seu manequim hoje: 44?

Escolha com qual manequim você quer ficar. Por exemplo, se deseja chegar ao tamanho 40, para que vai continuar guardando aquelas roupas de manequim 46? É uma incoerência. Guardar roupas largas é a mesma coisa que dizer ao seu cérebro que você pode variar entre os manequins 40 e 46. Cá entre nós, é um exagero!

Vendo que todas as suas roupas estavam apertadas, algum dia você saiu de casa e foi direto a uma loja para comprar algo maior se sentindo feliz? Ou resolveu emagrecer para se sentir melhor com você mesmo?

LEMBRE-SE: o maior manequim em seu armário deve ser o que você está usando. Doe ou ajuste, mas **NUNCA** guarde roupas fora da sua proporção. Mesmo que seja um modelo usado em uma ocasião especial. O universo lhe trará muitas ocasiões especiais. Quando der suas roupas, faça-o de coração. Alguém vai ficar muito feliz com sua atitude e, com certeza, você também.

Você só vai reaprender o que já sabe, pois quando mantinha o seu peso, só tinha um manequim no armário.

Quando você aperta ou doa suas roupas largas, você codifica em sua mente que **NUNCA MAIS** voltará àquele peso.

Evite, também, usar roupas que esticam, pois essa é a melhor maneira de engordar sem perceber. O conforto é inimigo da beleza, por isso, roupas que esticam só fora do horário de trabalho. Durante o dia, no horário comercial, use um tipo de roupa que mantenha o contorno corporal. Assim, você poderá usufruir seu corpo e usar o que gosta em outras ocasiões.

MUDANÇA DOIS: A ZONA DE CONFORTO

Enquanto a sua postura for passiva em relação à necessidade de fazer a sua parte, o seu desejo de emagrecer será um sonho; não, uma meta.

Para que o seu desejo se torne realidade, é preciso parar de fazer de conta que está fazendo alguma coisa. Enquanto as desculpas nas quais nem você acredita forem ditas como verdade, sua mente não terá motivos para realizar seu desejo. Frases como:

✓ A ansiedade me engorda.
✓ Engordei por causa do hormônio.
✓ Desde que passei a tomar corticoides, engordei x quilos.
✓ Engordei na gravidez.
✓ Depois que me casei, disparei a engordar.
✓ Na menopausa meu peso saiu do controle.
✓ Não consigo emagrecer.
✓ Tenho mais facilidade para engordar do que para emagrecer.
✓ Tomei muitas vitaminas quando criança.

A última que ouvi, sou obrigada a relatar:
✓ O ar que eu respiro me engorda! Só de respirar eu já sinto que estou engordando!

Sinceramente, você acha que alguém acredita nisso? É mais produtivo dizer que se alimenta ao extremo: 8 ou 80. Quando faz dieta, não come direito. Quando para a dieta, come sem restrições. Quando se desestimula ou fica ocioso, desconta na comida.

Se você chegou onde está, chegou por causa da mudança de hábitos. Se quiser sair de onde está, terá de mudar os hábitos.

Diga, então:
✓ Não consigo emagrecer porque não tenho regras para comer.
✓ Tenho mais facilidade para engordar do que para emagrecer porque saio da dieta mais do que faço dieta.

Se o pensamento for esse, então é melhor nem começar, porque uma sequência de frases será o próximo assunto:
✓ O remédio não funciona mais.
✓ Já fui a todas as clínicas e médicos.
✓ Esta é a minha última tentativa.
✓ Estou pensando na cirurgia bariátrica (redução do estômago).

Também é preciso destruir alguns mitos. Por mais que um medicamento altere o peso, o aumento é de no máximo dois quilos no início do seu uso, por causa da retenção hídrica, e tende a se compensar depois.

Ansiedade, gravidez e casamento não possuem calorias, e você tem o livre arbítrio para comer ou não.

Na menopausa e na andropausa, o metabolismo diminui, e se o indivíduo fica mais sedentário e continua com os mesmos hábitos é óbvio que o peso irá aumentar.

O remédio para emagrecer inibe a FOME e não, a VONTADE DE COMER. Dizer que ele não funciona mais é o mesmo que dizer que você o utiliza para compensar seus abusos, e come quando tem fome e quando tem vontade. A dieta que acompanha o uso do medicamento já foi abandonada há muito tempo.

Ir a todas as clínicas e médicos não fará ninguém emagrecer. Para que isso aconteça, é preciso emagrecer a cabeça, e isso ninguém pode fazer por você. Não sair da zona de conforto e ainda querer transferir a responsabilidade sobre os resultados para os outros é a melhor maneira de se enganar. Nesse caso, faça umas compras que você ficará muito mais feliz do que gastar seu dinheiro em coisas que você não está disposto a fazer.

Soluções drásticas não irão manter o peso se algo não for aprendido. Nesse caso, a guerra é interna e não existe ninguém que possa fazer por você o que você não quer.

Então, por que se torturar ao se justificar e tentar convencer as pessoas, que também fazem de conta que acreditam só para evitar um constrangimento?

É muito comum a pessoa dizer que já passou por muitos problemas e que não vai abrir mão de certos prazeres:

✓ Eu não gosto de ginástica.
✓ Não abro mão da minha cerveja no fim de semana.
✓ Não consigo ficar sem o doce depois do almoço.
✓ A dieta tem de ser adaptada para o meu caso.

O problema está no motivo que você tem para emagrecer:

✓ **Emagrecer pela saúde.** Só emagrecemos pela saúde quando há perigo e isso se torna visível, caso contrário tomamos atitudes radicais de comer tudo natural e saudável, em oposição a tudo que faz mal, mas só de vez em quando.

✓ **Emagrecer para ir a uma festa.** Isso quer dizer que, depois dessa data, você pode engordar tudo de novo.

✓ **Emagrecer para conquistar alguém.** Se isso não der certo, você comerá o dobro e se sentirá muito mal. Não somos apenas um corpo. Existe algo muito especial que está dentro de nós e não é descartável.

✓ **Fazer ginástica para o verão.** Quando a finalidade é um objetivo passageiro como o verão, significa que você estará uma "bolha" no inverno.

Sabemos o que não queremos da vida. Mas esquecemos de nos concentrar no que realmente queremos. Quando pensamos de forma pessimista, tudo costuma dar errado. Isso faz com que acreditemos que nada dá certo. Quando acreditamos antes de tentar, nossos atos tendem a ter resultados positivos. Se você se concentra naquilo que não quer e vive repetindo frases do tipo:

— Não consigo fazer dieta!
— Não consigo fazer ginástica!
— Não consigo terminar o que começo!
— Eu sempre engordo tudo de novo!

Você já está determinando que sua ação vai ser em vão. Para entender uma mensagem, precisamos imaginar o que está sendo dito. Se você pensa "eu não quero ficar gordo", o que se forma primeiro em sua imaginação é a sua imagem gorda. Essa imagem determina o que você é! Por isso, pense em termos positivos e objetivos: "Eu quero ser magro".

Pense no que você QUER e não no que você NÃO QUER. Formule objetivos que dependam única e exclusivamente de você.

Por exemplo, se sua meta é malhar junto com sua amiga, o que vai acontecer quando ela não puder ir ou desistir? Sua meta pode ir por água abaixo. Por isso, conte só com você. Afinal, o que deseja é muito importante para depender de outras pessoas. Existe uma grande diferença entre as pessoas que falam e as que fazem. O que você quer? O que se propõe a fazer para chegar onde quer?

Como já disse, existem duas maneiras de aprender: uma, sendo atropelado pela vida; e outra, lembrando que pode ser atropelado e optando por uma nova ação. Podemos mudar a qualquer momento, mas a insistência no erro e o medo de mudar nos fazem perder oportunidades que não voltam mais.

Dessa forma, assuma a responsabilidade pelo que está fazendo consigo mesmo.

Não gostamos de ouvir a verdade, mas em certos momentos devemos repensar os rumos da nossa vida e onde queremos chegar com as nossas atitudes.

Pense: para que eu quero emagrecer?

MUDANÇA TRÊS: HÁBITOS FISIOLÓGICOS

A mudança na alimentação desencadeia mecanismos de desintoxicação, por isso as toxinas devem ser diluídas tomando-se muita água durante o dia (entre 2 e 3 litros). Após a diluição, as toxinas são eliminadas pela língua, pela urina, pelas fezes e pelo suor. Daí a importância da escovação da língua, da transpiração, diurese e evacuação.

Água

A maioria das pessoas não bebe a quantidade suficiente de água diariamente para diluir as toxinas que produzem em um dia. Em geral, as pessoas só bebem água quando estão com muita sede e possivelmente bem desidratadas.

A ingestão de água deve ser dividida ao longo do dia, em vez de ocorrer poucas vezes em grandes volumes. A água é fundamental para o bom funcionamento de nosso organismo. Se as pessoas que estão tentando emagrecer não beberem água suficiente, vão enfrentar dois problemas: além de o organismo não poder metabolizar a gordura, ele também vai acionar seu mecanismo para reter líquido. Essas duas consequências fazem com que o peso permaneça elevado e o esforço seja em vão. A falta da ingestão de água causa:

- ✓ Diminuição do tônus e da massa muscular;
- ✓ Aparecimento de manifestações alérgicas;
- ✓ Aumento das crises de enxaqueca e dores de cabeça;
- ✓ Diminuição da eficiência digestiva;
- ✓ Dores musculares e articulares, especialmente depois do exercício;
- ✓ Retenção de água no organismo.

Inicialmente, quem não está acostumado a beber muita água irá várias vezes ao banheiro, por causa da hipersensibilidade da bexiga. Depois de algumas semanas, a bexiga se acostuma e passa a comportar um volume maior de urina; com isso, as idas ao banheiro tornam-se menos frequentes.

Ao ser ingerida em jejum, a água é eliminada rapidamente pelo organismo, exercitando os rins e os mecanismos de eliminação das toxinas.

Durante as refeições, evite tomar mais de um copo, pois muito líquido dilui os sucos gástricos, aumentando o tempo de digestão e causando a fermentação de substâncias mais sensíveis. Devemos mastigar bem o alimento para deixar a saliva fazer seu papel e não usar a água para facilitar a passagem do alimento pela garganta. A mastigação mais demorada, aliás, permite ao cérebro "se saciar" com uma menor quantidade de alimento.

Quando falamos de água engarrafada, existem vários tipos, por isso, devemos mudar de marca de vez em quando para usufruir seus benefícios. Para saber, leia a classificação descrita no rótulo.

- ✓ Ferruginosa: indicada para anemia.
- ✓ Radiativa: água pesada ao paladar.
- ✓ Fluoretada: protege ossos e dentes.
- ✓ Magnesiana: auxilia na desintoxicação do fígado e dos intestinos.
- ✓ Carbogasosa: diurética e digestiva. Rica em sais minerais, ajuda a repor a energia dos atletas.
- ✓ Hipotermal na fonte: água muito leve e mais fácil de ingerir.

Água de coco, refrigerantes e outros líquidos não podem ser substitutos da água durante o dia, porque possuem outros nutrientes em sua composição.

Hábito intestinal

Ao diminuir o volume da alimentação, é óbvio que o volume das fezes também diminuirá. É necessário evacuar ao menos uma vez por dia, porém, no início, isso pode não ocorrer.

Quando a constipação ocorre, as toxinas e resíduos da digestão ficam retidos por um período maior do que o normal, havendo um envenenamento por causa da presença prolongada de toxinas. A lentidão da evacuação impede a eliminação rápida desses resíduos, provocando o aumento do volume abdominal, dores de cabeça, irritação, alergias, urticárias inexplicáveis e até câncer.

A água hidrata e facilita o trânsito das fezes, que se tornam mais escorregadias. Além disso, as fibras consumidas agem como uma esponja, entrelaçando-se no meio das fezes, tornando-as mais flexíveis e volumosas, fazendo com que transitem mais facilmente.

O reflexo peristáltico (sensação de evacuação) ocorre até 30 minutos após as refeições mais volumosas. Se nesse momento você estiver sentado, inibirá esse reflexo. Se você tem o hábito de beliscar, o reflexo peristáltico não vai ocorrer, porque não haverá distensão suficiente das vísceras para provocar a onda peristáltica.

Muitas vezes, a musculatura do abdome se torna flácida, e o intestino, por ser uma víscera oca, assume volumes maiores por conta dessa flacidez. Quando isso acontece, é necessário um volume maior de fezes para provocar o reflexo da evacuação. O fortalecimento da musculatura abdominal por meio da atividade física e a reeducação postural ajudam a sanar esse problema.

O uso de laxantes deve ser feito sob prescrição médica, porém, existem formas menos drásticas de resolver esse problema. Sabemos do efeito dos compostos naturais, fibras, mamão, laranja, ameixa, água, chás de sene e carqueja. O importante é não fazer a mesma coisa todos os dias, pois o nosso corpo tende a se acostumar. Faça um revezamento e a cada dia utilize algo diferente.

A maior parte das pessoas que tem prisão de ventre marca hora para ir ao banheiro, como se fosse o mesmo que ir ao dentista. Se você já tem dificuldades, na hora em que a vontade vier, aproveite!

Hálito

Quando modificamos nossa alimentação, nosso hálito também muda. Aliás, ele muda sempre!

Bebidas alcoólicas, excesso de substâncias açucaradas, mistura de alimentos e carnes mais cruas deixam seu sinal no dia seguinte. Uma grande parte da eliminação de toxinas é feita pela língua. Pessoas adeptas ao jejum como tratamento para algumas doenças controlam o tempo de jejum e suas fases pela coloração da língua. Essa coloração pode ser branca, amarela, verde ou marrom, de acordo com a fase da desintoxicação.

Quando simplificamos a alimentação, nosso organismo tem mais tempo para eliminar toxinas.

Quando a coloração da língua deixa de ser rosada e o hálito aparece é sinal de que sua alimentação não está adequada. Não adianta comer balas, chicletes, pastilhas ou usar *spray*. Escove os dentes e a língua até retirar o muco existente. Mas, se você forçar a língua para baixo, essa escovação pode induzir o reflexo do vômito. Empurre a língua para fora e para cima com força e escove. Dessa forma isso não acontecerá.

Muitas vezes comemos para tirar um gosto ruim da boca. Gosto ruim se retira com fio dental, pasta e escova de dentes. O frescor na boca inibe o desejo pelo alimento.

Existem outros fatores que causam mau hálito, como cáries, tártaro, gases que vêm do estômago por fermentação e certos alimentos (cebola, alho, rabanete e outros). Portanto, faça uma visita ao dentista, e à medida que sua alimentação se tornar mais saudável o seu hálito também melhorará.

MUDANÇA QUATRO: ATIVIDADE FÍSICA

O problema é o balanço energético. Não é novidade para ninguém que para emagrecer devemos gastar mais do que consumimos ou comer menos do que gastamos. Então, a relação gasto x consumo passa a determinar as possibilidades de engordar ou emagrecer.

Gastamos muita energia em pequenas atividades diárias, como atender à porta, correr para atender ao telefone, correr atrás das crianças, atravessar a rua rapidamente.

Em resumo, qualquer atividade que parta de um repouso absoluto ou relativo ao seu padrão de normalidade para uma atividade urgente envolve um enorme gasto de energia. Uma geladeira, o ar-condicionado, o computador ou um compressor gastam muito mais energia para começar a funcionar do que para se manter em funcionamento. Conosco não é diferente!

Por isso, crianças e adolescentes muito ativos comem bastante e não engordam. Surpresos, nos perguntamos para onde vai a comida. Ela é toda gasta para gerar energia.

Quem não faz exercícios fica cansado só de pensar em fazê-los. Depois que começamos, o corpo se modela, a disposição aumenta, o cansaço diminui, a qualidade do sono melhora e o humor também. Escolha uma atividade que lhe dará prazer. O resto vem com o tempo. Uma vez iniciada, é preciso fazê-la com regularidade e, com certeza, se tornará parte de sua vida.

A avaliação médica antes de um programa de exercícios é necessária para estabelecer os limites iniciais e as possibilidades. Comece devagar. O melhor exercício para emagrecer é o aeróbico. Pode ser uma caminhada rápida, esteira, bicicleta ou aula em academia, o importante é transpirar para eliminar as toxinas! O trabalho aeróbico fornece resistência e flexibilidade.

Para fazer exercícios de força com o objetivo de aumentar a massa muscular, nosso peso deve estar próximo do ideal, caso contrário, em vez de uma boa aparência, teremos um aspecto embrutecido e exagerado, tornando mais evidente a camada de gordura.

A massa muscular formada necessita de mais energia, queimando calorias, até mesmo quando se está em repouso.

Em qualquer modalidade, o organismo aumenta o metabolismo para realizar o esforço físico e o diminui para retornar às atividades normais. O interessante é que existe um tempo para que o metabolismo diminua. Isso varia de 30 a 60 minutos (de acordo com o nível de esforço alcançado), o que significa que, se não desviarmos a atenção do organismo com a digestão de alimentos, continuaremos queimando calorias na fase de repouso. Nesse período, a água pode ser ingerida sem que o processo se interrompa.

2. SEJA SINCERO COM VOCÊ MESMO

*Na mudança de atitude
não há mal que não se mude
nem doença sem cura.*

*Na mudança de postura
a gente fica mais seguro.*

*Na mudança do presente
a gente molda o futuro.*

Trecho da música *Até quando*,
de Gabriel O Pensador.

ATITUDE UM: DESCUBRA SUA FINALIDADE DE VIDA

Primeiro você precisa saber o que quer. Ter isso claro é importante para que, aos poucos, tudo vá se encaixando.

Talvez hoje você nem saiba o que gosta de fazer e não se sinta realizado naquilo que faz.

Se você descobrir o **talento** que nasceu com você e a **habilidade** que melhor desempenha e ainda fizer dela a sua profissão, você terá aumentado suas chances de ser um sucesso e terá descoberto o seu objetivo de vida.

Mas como descobrir isso? Buscando sua essência lá no fundo do baú.

Existe algo que você percebe melhor do que outras pessoas. Descubra esse **talento** e canalize sua energia. Descreva-o aqui.

_____
_____
_____
_____

Exemplos: visão espacial, prevenção de acidentes, prevenção de problemas, planejamento futuro, necessidades do mercado, percepção de tendências, criatividade etc.

Existe algo que você gosta de fazer e faz melhor do que outras pessoas; então, canalize sua energia para esse tipo de **habilidade**. Relacione o que você faria de graça, por puro prazer.

_____
_____
_____
_____

Exemplos: facilidade de comunicação, facilidade de concentração, facilidade de negociação, diplomacia, cálculos matemáticos, mestre do entretenimento etc.

Depois de descobrir o seu **talento** e a **habilidade** que melhor desempenha, devemos analisar a sua atividade atual e pesquisar algum segmento em que seja possível utilizar a experiência que você já tem. Relacione os segmentos que podem ser explorados com sua nova intenção.

_____
_____
_____
_____

Exemplos: organização de eventos, resolução de conflitos, soluções corporativas, invenções, auditoria, decoração, organização de grades de entretenimento etc.

Por fim, respeite os seus princípios. O seu objetivo de vida deve ser útil às pessoas e não deve apenas servir para alimentar suas vaidades.

Na sua busca por si mesmo, reserve um tempo para rever fatos marcantes de sua vida — agradáveis ou tristes. Se analisar bem, sempre que você ousou e se comprometeu de corpo e alma, chegou ao sucesso. Parece que foi ontem, não? A sensação de proximidade com coisas do passado não acontece quando projetamos o futuro. Costumamos pensar nele como algo muito distante e deixamos os dias passarem sem que façamos nada. Dessa forma, o futuro não será diferente do presente, já que esquecemos que nossas atitudes de hoje é que são importantes e ajudam a definir o amanhã. O futuro se faz no presente. Sem realizar nada no presente não existe futuro, existe a esperança de que algo aconteça.

Aliás, cabe dizer que a vida pode ser comparada a uma orquestra. Primeiro, escolhe-se a música e, de acordo com ela, prepara-se o arranjo e definem-se os instrumentos. Os integrantes da orquestra, porém, devem estar qualificados para que a música seja bem executada. Como na vida, você pode trocar de música a qualquer momento. Mas saiba escolher a mais adequada, para não ficar iniciando projetos sem terminar nenhum.

ATITUDE DOIS: ORGANIZE O SEU TEMPO

Você consegue realizar suas atividades do dia-a-dia, ou o dia é muito curto para você? Às vezes andamos de um lado para o outro e não realizamos nada de palpável. Chegamos ao fim do dia frustrados por não conseguir concluir nada. O tempo passa e nossa vida vai indo. Para onde?

A ansiedade não será tanta se você souber controlar seu tempo.
✓ 70% das atividades diárias são repetitivas, ou seja, tarefas que não mudam.
✓ 25% das atividades diárias são ociosas.
✓ 5% das atividades diárias são imprevistas.

Vamos fazer todas as noites uma **lista** das atividades a serem efetuadas no dia seguinte, separando o urgente do importante.

URGENTE é aquilo que precisa ser feito o mais breve possível, como trocar os freios do carro, levar seu filho ao médico ou cumprir algum compromisso.

IMPORTANTE é aquilo que pode ser feito a qualquer hora do dia.

Seja realista, não assuma mais compromissos do que pode cumprir.

A razão de fazer a lista à noite é que, quando dormimos, nosso corpo descansa, mas nossa mente trabalha a nosso favor e organiza o dia seguinte. Quando você acorda, sua intuição lhe diz que talvez seja melhor inverter alguns itens da sua lista.

É importante escrever e definir o itinerário que vai ser utilizado, pois acaba sobrando tempo para coisas que você sempre quis fazer.

Ao final do dia você se sentirá melhor e conseguirá relaxar, pois realizou suas atividades. Como um computador, temos uma memória que mantém informações das quais devemos lembrar. O ato de escrever libera unidades dessa memória que serão utilizadas para novas ideias.

Por isso, se você nem sabe por onde começar, então, comece pelo seu ambiente de trabalho e depois passe para a sua vida pessoal. Cada folha de papel que você pegar só poderá ter três destinos:

✓ Ou você faz a tarefa;
✓ Ou você pede a alguém para fazê-la;
✓ Ou joga fora e assume que não vai fazer.

Saber desistir de missões impossíveis, nesse momento, é um ato de inteligência. Só se comprometa com aquilo que for realmente fazer.

A satisfação é diretamente proporcional à quantidade de energia que você libera quando simplifica sua vida.

ATITUDE TRÊS: OS OBJETOS PESSOAIS

Você costuma guardar muitas coisas em seus armários? Tem dó de dar ou de jogar coisas fora? Guarda objetos que nunca usou e, provavelmente, nem vai usar? Prepare-se psicologicamente e enfrente essa situação. Está na hora de liberar toda essa energia represada. Alguém está precisando de algo do qual você não precisa. Como seus armários estão lotados, o universo percebe que você tem tanto que não precisa de mais nada. E, afinal, "é dando que se recebe".

Pergunte-se:
✓ Eu uso isto? Se a resposta for "mas eu posso precisar", então pergunte novamente: "Em um ano, quantas vezes precisei?". Se a resposta for "nenhuma", então não há razão para manter.
✓ "Nunca usei isto, mas ainda vou usar!" Se você não usou até hoje, com certeza, não vai usar, então repense.

✓ "Ganhei de fulano e fica chato dar para alguém". Quando ganhamos algo, passamos a ter o direito de fazer o que quisermos com nosso presente, pois somos seus donos.

Solte o seu passado, e seu futuro terá novos rumos.

ATITUDE QUATRO: ESCREVA A SUA HISTÓRIA

Estamos presos a muitos sentimentos que comandam nossa vida: conflitos, traumas, impasses. Ao relembrar determinada situação, o sentimento — raiva, por exemplo — aparece. O cérebro não é capaz de distinguir se a situação está ocorrendo novamente ou não. Essa é a razão pela qual a simples presença de alguém é suficiente para desencadear o mesmo sentimento.

Existe uma forma fácil de resolver e liberar essa energia acumulada. Vamos encontrar um local calmo e escrever os detalhes da sua história e dos seus pensamentos em um papel. Não se preocupe, ninguém vai ler e, ao final, você irá queimá-lo. O seu único compromisso é ser sincero consigo mesmo. Uma vez que o sentimento venha à tona, deposite no papel tudo o que aconteceu e aproveite para recriar uma nova história para sua vida. O importante é que, desta vez, você pode tudo. Mas não vá contra seus princípios, pois nem você aceitará como verdade.

O ato de escrever permite que você tenha reações que não teria na vida real, mas que vão fazê-lo sentir-se melhor e até mesmo rir da sua imaginação.

Ao terminar, você se sentirá mais leve e, ao mesmo tempo, cansado — como se tivesse despendido muita energia. Então, encontre algo positivo para transcender essa energia. Esse é o segredo para não repetir os mesmos erros.

Escreva quantas histórias forem necessárias. O que importa é o sentimento de resolução que seu cérebro experimenta. Depois, queime não só o papel, mas também o sentimento, e visualize o fim daquele problema.

Outras situações do cotidiano devem ser encaradas, afinal, se algo está errado na sua vida, você é o maior responsável.

Vamos supor que você viva brigando com seu cunhado. Ele o faz sair do sério sempre que conversam e vai direto ao seu ponto fraco. Por dentro, sua reação é de fúria, mas você fica sempre quieto para não ferir ninguém. Na verdade, a pessoa mais magoada é você. Já parou para pensar que a raiva que sente não é dele, mas de si mesmo? Ele o irrita porque existe algo em seu próprio ser de que você não gosta, e ele representa isso. Em uma discussão, provavelmente ninguém sairia vencedor. Primeiro mude a si mesmo, para depois provocar mudanças nos outros. Se o seu cunhado sempre chama atenção sobre o seu peso, observe-o e encontre o seu ponto fraco. Na oportunidade certa, fale apenas o necessário. Digamos que ele inicie um diálogo maldoso:

— Você está uma baleia!

Então, responda:

— Sabe que você tem razão? Preciso fazer uma dieta. Já que comentou, não acha que está na hora de fazer uma plástica? Você está meio acabado.

O silêncio será profundo, porque não é uma atitude convencional sua. Saia de cena rapidamente e deixe os comentários para trás. Não procure saber a respeito nem se vanglorie. Esqueça, pois isso já é passado. Estabelecer limites é uma lei natural. Nos próximos contatos, tanto você quanto seu cunhado vão escolher melhor as palavras. Respeito se adquire!

ATITUDE CINCO: SUA REDE DE RELACIONAMENTOS

Pense mais em você! Neste momento, sua vida está em transformação. Separe um tempo só para repensá-la. Cuide de você, do seu corpo, do seu cabelo, mude seu visual, entre em uma academia, caminhe. Curta seus amigos de hoje! Quando você mudar sua forma de pensar, também vai reciclar suas amizades. Não é possível ser bem-sucedido tendo relacionamentos que sugam suas energias.

Você pode querer ajudar alguém, mas lembre-se de perguntar se a ajuda será aceita. A maioria dos problemas acontece porque só existe um lado bem-intencionado.

Quem é gordinho sabe que é sempre bem-vindo em todos os lugares. É só começar a emagrecer que tudo muda. De amigo, passa a ser rival. Depois que os contornos se acentuam os problemas começam e, não raro, você se sente como um frango assado diante da admiração de um cachorro. Infelizmente, não estamos preparados para a sensualidade e com frequência e inconscientemente preferimos engordar, pois dessa forma esse problema acaba. É importante assumir as consequências, pois você passa a ser uma pessoa comum e será tratada como tal.

O ciúme e o boicote de pessoas do nosso convívio talvez sejam uma das barreiras mais difíceis de transpor. Quando você convive com alguém que também precisa emagrecer, mas não se propõe a fazer as mudanças na alimentação, o seu emagrecimento será um teste aos seus nervos. Se a pessoa de seu convívio precisa emagrecer, você se sentirá obrigado a emagrecer também. Então, é muito mais fácil fazer você engordar. Nunca existirão tantas tentações como nesse período. É uma atitude inconsciente, mas os efeitos são irritantes, como estes comentários:

✓ *Você está magro demais, parece que está doente!* Normalmente a pessoa precisa emagrecer mais do que você e se sente incomodada.

✓ *Essa roupa está ridícula em você!* Em primeiro lugar, olhe-se no espelho e saiba reconhecer se você está com alguns quilinhos a mais ou com uma roupa que acentua os seus defeitos. Se este não for o caso, responda: "Estou me sentindo muito bem. Você não acha que deveria emagrecer um pouquinho também?".

✓ *Não estou vendo nada de diferente!* O que importa não é a opinião alheia, afinal, a opinião dos outros é deles, e isso você não pode mudar. Ninguém consegue agradar a todos. Evite se desgastar tentando essa façanha. O que importa é o que você sente. Se você não está preparado para as respostas, evite as perguntas.

Após as mudanças, a melhor atitude é ficar um pouco sozinho, se conhecer melhor. Aprenda a se gostar e defina seus objetivos. Depois escolha o que você quer e quem merece você.

Relacionamentos são feitos de confiança, respeito e cumplicidade, dar e receber. Se a sua balança sempre pesa mais para um lado, é porque algo está errado. Todos temos o livre arbítrio para mudar uma situação na hora em que quisermos — basta assumir as consequências de nossos atos.

Quando se sentir perdido, lance a pergunta: "O que eu devo saber?". Faça perguntas objetivas antes de dormir. Em uma manhã, você se surpreenderá com a resposta. Seu único compromisso é aceitar e observar o que você recebe. A decisão é só sua.

Ouça e observe as pessoas. Você vai descobrir muito mais sobre as situações em que você se coloca.

Se você quiser alguém em quem confiar,
confie em si mesmo.

Trecho da música
Mais uma vez,
de Renato Russo.

3. ESTABELECENDO METAS

Vai agora, não chora,
ignora a energia negativa lá fora,
porque dentro de você
existe um poder
bem maior do que você pensa.
Vai atrás da recompensa.

Trecho da música *Sem parar*,
de Gabriel O Pensador.

ESTABELEÇA SUA META

O tratamento do excesso de peso deve começar na resolução de nossas limitações, na realização pessoal, nas atitudes diárias e, principalmente, na forma de encarar as situações. O ato de comer não está somente ligado aos hábitos alimentares, mas reflete toda a angústia e a frustração diante de situações mal resolvidas e sentimentos de impotência. Cada fracasso, no início, é encarado com tristeza, depois passa a ser motivo de piada. O problema é que até podemos fazer a piada a nosso respeito, mas não gostamos de ouvi-la.

O próximo passo para mudar é apontar o dedo para si mesmo: assuma sua parcela de responsabilidade diante da situação em que você se encontra. Questione-se:

Quantas dietas eu já fiz?

_____

Por que não deram certo?

_____
_____

Por que acho que esta dieta dará certo?

_____
_____

O que fiz de errado para que outras dietas não tivessem bons resultados?

_____

_____

A que me proponho fazer para que desta vez o resultado seja positivo?

_____

_____

Fazemos escolhas básicas desde a infância e não percebemos o quanto afetam nossas vidas.

Algumas escolhas podem ser feitas de modo consciente, trazendo-nos o que precisamos. Então, sintonize seus pensamentos:

✓ Eu escolho criar o futuro da minha vida a partir deste momento;
✓ Tudo de que preciso vem a mim no momento certo;
✓ Estou preparado para as mudanças que forem boas para mim;
✓ Percebo como e quando modificar minhas atitudes;
✓ Soluciono com facilidade os problemas que me envolvem.

Pense em quanto tempo da sua vida você carrega os "quilinhos" a mais. Não tenha pressa em se livrar deles — eles já fazem parte de sua vida. De mais a mais, toda mudança de peso deve ser lenta e contínua. Um emagrecimento saudável é aquele que não agride nosso organismo, permite um tempo para colocar as coisas no lugar e evita consequências como envelhecimento precoce e flacidez. Seu corpo precisa de um tempo para se acomodar.

Para mudar, é necessário visualizar o resultado desejado. Você consegue se imaginar magro? A imagem de dez anos atrás não faz parte nem de longe da realidade? Neste momento, você consegue se ver dentro daquele manequim 40? Se a resposta for não, o boicote já começou.

Vamos reverter essa situação. Quando você relembra seus momentos de satisfação, – por exemplo um presente que ganhou, uma recompensa ou reconhecimento por seus atos –, ou momentos com uma pessoa querida, automaticamente, você se sente feliz e deseja perpetuar essa sensação. No nosso armário, sempre existe uma roupa que não serve mais, e, quando nos deparamos com ela, vem aquele desejo de vesti-la novamente. Desperte esse desejo e visualize seu estado de espírito. Esse sentimento gera ação! Por outro lado, se você pensa no manequim 40 e o associa ao sacrifício, não vai querer perpetuar essa sensação, e é bem provável que não esteja convencido da necessidade daquilo que deseja.

Primeiro, entenda que existe um padrão de beleza vigente, mas isso não quer dizer que somos obrigados a segui-lo. Esqueça o que você vê na televisão e todos os apelos da mídia. O peso ideal é aquele com que nos sentimos bem. Não existem regras que determinem isso.

O índice de massa corporal é aquele atualmente adotado pela Organização Mundial de Saúde para definir a obesidade, sobrepeso e normalidade em adultos.

Esse índice é calculado pela divisão do peso em quilos pela altura ao quadrado, ou seja, multiplicada por ela mesma. O número resultante desta divisão estabelece a classificação em relação ao seu peso, conforme a tabela. Por exemplo, uma mulher de 1,60 m de altura e com 68 kg, terá um IMC = 26,56, o que indica sobrepeso.

Observe a tabela:

ÍNDICE DE MASSA CORPORAL	IMC = $\dfrac{\text{Peso (kg)}}{\text{Altura (metros)}^2}$	
IMC (kg/m^2)	Grau de Risco	Tipo de obesidade
18 a 24,9	peso saudável	ausente
25 a 29,9	moderado	sobrepeso (pré-obesidade)
30 a 34,9	alto	Obesidade Grau I
35 a 39,9	muito alto	Obesidade Grau II
40 ou mais	extremo	Obesidade Grau III (Mórbida)

Como saber o peso ideal?

O importante é lembrar do peso que você já teve um dia e com o qual se sentia bem. Coloque-o inicialmente como meta.

Meu peso hoje:_____ kg. Dia ___/___/___.

O emagrecimento ideal para evitar a flacidez é de cerca de um quilo por semana para a mulher e entre um e meio a dois quilos semanais para o homem. Ao estabelecer a meta semanal, faça-o de forma que ela se torne possível. É preferível cumprir metas menores a tentar o impossível dentro do seu estilo de vida.

A quanto me proponho emagrecer por semana?

_____ kg

Meta final: _____ kg. Dia ___/___/___.

Depois, estabeleça pequenas metas a ser alcançadas a cada 5 ou 10 quilos a menos. Ao atingir a primeira meta, estabeleça outra.

Para o seu cérebro, é mais fácil visualizar um emagrecimento de 5 quilos na primeira etapa do que o total de 30 quilos.

1ª Meta: _____ kg. Dia ___/___/___.

Vou emagrecer _____ kg em _____ semanas.

2ª Meta: _____ kg. Dia ___/___/___.

Vou emagrecer _____ kg em _____ semanas.

3ª Meta: _____ kg. Dia ___/___/___.

Vou emagrecer _____ kg em _____ semanas.

CONTROLE SEUS RESULTADOS

Que tal fazermos uma ficha para acompanhar o emagrecimento? Mais importante do que anotar tudo, é anotar tudo certo.

DATA			
Peso			
Braço			
Busto			
Estômago			
Cintura			
Abdome			
Quadril			
Culotes			
Coxas			
Tornozelo			

Peso

Temos ciclos. Momentos em que estamos mais pesados e momentos em que estamos mais leves, conforme a intensidade de retenção de líquido nos tecidos. Além disso, o que comemos pesa. Esse peso que entra nem sempre é proporcional ao que sai. Por isso, risque o hábito de se pesar várias vezes ao dia.

O ideal é usar sempre a mesma balança e no mesmo horário, de preferência pela manhã.

Medidas

Devem ser precisas, portanto, meça sempre no local correto. Certifique-se de que a mesma pessoa vai tirar suas medidas. Lembre-se de deixar a fita alinhada e não exagere no aperto.

Locais para as medidas:

- ✓ Braço: na metade do músculo deltoide.
- ✓ Busto: exatamente na altura do mamilo.
- ✓ Estômago: em sua parte mais alta.
- ✓ Cintura: três centímetros acima da cicatriz umbilical.
- ✓ Abdome: cinco centímetros abaixo da cicatriz umbilical.
- ✓ Quadril: na porção onde a curvatura da nádega for maior.
- ✓ Culotes: exatamente abaixo das nádegas.
- ✓ Coxa: em sua porção maior.
- ✓ Tornozelo: em sua porção mais fina.

No decorrer do emagrecimento, algumas medidas podem se alterar pouco, mas não esqueça de que medimos apenas alguns pontos, o que não significa que o restante não esteja diminuindo.

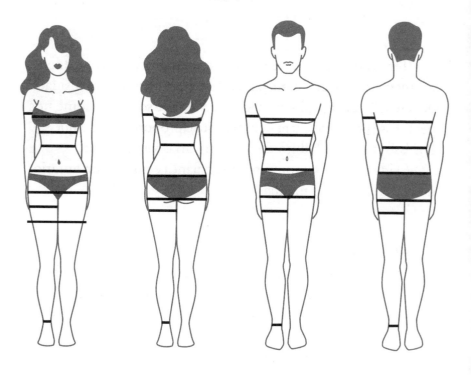

Roupa de parâmetro

Arrume uma calça e um colete ou camisa apertados, de tecido que não estique. Vista e vá para frente do espelho. Observe todos os detalhes dessa roupa em você.

Faça a mesma coisa todas as semanas. Às vezes, algumas medidas não diminuem muito, mas a roupa está bem mais folgada em determinado local. Esse é um bom parâmetro de comparação. À medida que essa roupa for ficando larga, substitua por uma mais apertada, para não entrar na zona de conforto e relaxar com a dieta.

Foto

Peça a alguém que tire uma foto sua de biquíni ou sunga, sem esconder os excessos. Pose em uma segunda foto com uma roupa bem justa e observe todos os detalhes. Com certeza você não acreditará no resultado, mas é a realidade. Lembre-se de que vai emagrecer; não, perder quilos. Isso é importante! Toda perda gera um sentimento negativo e nosso cérebro se encarregará de recuperar o que foi perdido. Emagrecendo, esse sentimento não vai existir.

Imagem mental

Agora que você já enxerga a possibilidade de emagrecer, pense na sensação de estar magro. Imagine-se entrando em uma loja, pedindo o manequim desejado e entrando na roupa sem precisar se contorcer. Em seguida, visualize um evento de última hora em que você só precisa escolher a cor da roupa que vai usar. Veja-se na piscina em casa de amigos sem ficar se escondendo. Crie a sua imagem dentro daquela roupa na qual você diz que vai entrar.

É isso que você quer?

4. POR QUE EMAGRECER É TÃO COMPLICADO

Mesmo quando você não consegue ver a luz,
feche os olhos que uma força te conduz.

Vai em frente,
vai seguro,
faz um furo nesse muro
que o escuro se esclarece.

Vai em frente,
simplesmente vai em frente
que o futuro é um presente
que a vida te oferece.

Trecho da música *Sem Parar*,
de Gabriel O Pensador.

SIMPLIFICANDO OS NUTRIENTES

Este capítulo é um pouco chato, mas você vai precisar aprender a classificar os alimentos. Dê uma olhada, ao menos para compreender quem são os nutrientes. Depois você estuda melhor! Ao entender a lógica, terá um cardápio versátil em qualquer situação.

Para ser absorvido, o alimento deve ser transformado em formas mais simples. A energia gerada pelo alimento provém de três fontes: carboidratos, lipídios e proteínas. Mas quem são esses alimentos?

Carboidratos (glicídios)

✓ Os carboidratos transformam-se em glicogênio, depois em glicose e frutose, que são produtos altamente energéticos e de rápida absorção.

✓ São as substâncias que fornecem energia imediata, necessária ao funcionamento do organismo. São formados por moléculas complexas de carbono, hidrogênio e oxigênio, e reduzem-se a dois açúcares simples: a glicose a e frutose.

✓ Todos os carboidratos são absorvidos na forma de açúcar simples. A glicose é rapidamente absorvida por um tipo de transporte que gasta energia, o transporte ativo. Já a frutose (açúcar das frutas) não requer energia para o transporte e é absorvida na metade do tempo da glicose.

Os carboidratos são divididos em três grupos:

1. Monossacarídeos
Todos os carboidratos são metabolizados até a sua menor e mais simples forma (monossacarídeo). Fazem parte desse grupo a glicose do produto final do metabolismo dos carboidratos, a galactose do leite materno e a frutose de frutas como abacate, abacaxi, ameixa, amora, banana, caqui, cereja, damasco, figo, frutas secas, *grapefruit*, kiwi, laranja, lichia, limão, mamão, melão, maçã, manga, melancia, morango, pêra, pêssego, pitanga, tâmara, tomate e tangerina.

Monossacarídeos são alimentos de absorção muito rápida, que devem ser ingeridos sozinhos como fonte de energia, nunca junto com a refeição ou como sobremesa.

Já as frutas não são tão inofensivas quanto parecem. Ingerir frutas moderadamente ou tomar sucos de vez em quando é saudável, mas o seu consumo em excesso pode causar problemas. Por exemplo, para o preparo de um suco de frutas são necessárias várias frutas. Isso, além de aumentar a ingestão de açúcares, faz com que as frutas, ao fermentarem, ainda produzam álcool. Se o consumo excessivo for um hábito diário, isso é o mesmo que ingerir pequenas quantidades de bebidas alcoólicas, com os consequentes riscos dos efeitos nocivos do álcool ao organismo em médio e longo prazo.

Já o melão e a melancia podem ser frutas de difícil digestão para algumas pessoas, por isso aconselha-se que sejam ingeridas isoladamente.

2. Dissacarídeos
São açúcares mais complexos, constituídos pela união de dois monossacarídeos (açúcares simples). Fazem parte deste grupo o açúcar da cana e da beterraba, o açúcar do leite e o açúcar do malte.

O leite é um alimento completo e possui um efeito sedativo por causa do cálcio que contém, por isso acalma e ajuda a dormir. Combina-se mal com todos os alimentos, provocando indigestão e fermentação; por essa razão, deve ser ingerido sozinho. Algumas pessoas perdem a capacidade de digerir a lactose na fase adulta. Nesses casos, é preferível consumir seus derivados que já passaram por processos de beneficiamento.

3. *Polissacarídeos*

São açúcares muito complexos, constituídos por um grande número de monossacarídeos. Fazem parte deste grupo os cereais, raízes, frutos oleaginosos, massas e açúcares.

São refeições de absorção mais lenta e necessitam passar por todos os estágios de digestão para se transformarem em açúcar simples. Interferem no curso normal da digestão quando associados a carboidratos e proteínas. São eles:

Cereais: arroz, feijão, milho, cevada, aveia, canjica, soja, trigo, ervilha.

Raízes: batata, aipim, cenoura, beterraba.

Frutos oleaginosos: nozes, amendoim, amêndoas, castanhas.

Massas: macarrão, pães, biscoitos, bolos, broas.

Açúcares: mel, melado de cana, açúcar refinado. O mel puro, ingerido sozinho, é absorvido lentamente e é uma ótima fonte energética para horários em que é impossível se alimentar.

Alimentos compostos: todos os alimentos que precisam ser misturados ou industrializados para gerar o produto final. Balas, bombons, tortas, geleias, sorvetes, doces, refrigerantes, lasanha, purê, farofa, etc.

Bebidas alcoólicas: o álcool é uma fonte de energia sem valor nutritivo. Enquanto 1g de glicose proveniente de um doce ou massa fornece 4 calorias, 1g de álcool fornece 9 calorias.

A cerveja e o vinho são bebidas fermentadas, que fermentarão a refeição a que forem associadas, tornando-a mais calórica. A cachaça, a vodca e o uísque são bebidas destiladas, que não fermentam, porém, são mais concentradas em calorias.

Lipídios (gorduras)

✓ As gorduras se transformam em glicogênio, depois em glicose.

✓ Circulam no sangue como triglicerídeos (TG) e se quebram transformando-se em ácido graxo e glicerol quando necessitam passar da célula ao sangue e vice-versa.

✓ É uma forma de alimento muito concentrada, sendo duas vezes mais calórica do que os carboidratos.

✓ O excesso de carboidrato se transforma em gordura, portanto, devemos controlar não só a ingestão dos alimentos gordurosos, mas principalmente a daqueles que se transformam em gordura.

Lembre-se sempre de associar as gorduras com uma boa quantidade de fibras, para diminuir a sua absorção. Fazem parte deste grupo: manteiga, margarina, óleos, azeites, azeitonas.

Proteínas

✓ As proteínas são degradadas e absorvidas na forma de aminoácidos.

✓ Os aminoácidos precisam de glicose para ser assimilados, caso contrário, são eliminados. Por isso, as proteínas devem ser consumidas com um mínimo de carboidratos, mas há um limite máximo para a quantidade de proteína que pode ser acumulada por cada tipo de célula. Quando as células atingem o seu limite, o excesso de aminoácidos pode ser usado como energia, mas normalmente é eliminado, transformando-se em corpos cetônicos e amoníaco.

✓ São responsáveis pela formação e renovação dos tecidos, hormônios, enzimas, órgãos, cabelos, unhas, ossos e músculos.

Há um limite máximo para a quantidade de proteína que pode ser estocada nos músculos, e o excedente é eliminado. Porém, uma alimentação só à base de proteínas traz problemas como o aparecimento de gota, artrose, suor muito ativo e esgotamento renal. Então, procure se alimentar apenas de uma fonte de proteína nas principais refeições.

Carnes em geral, ovos, leite, queijos e iogurtes.

Fibras

Alimentos que quase não possuem valor calórico. A fibra é a parte indigesta dos alimentos, que transita pelo sistema digestivo até ser eliminada pelas fezes, levando consigo toxinas, regulando o hábito intestinal e limpando nossas canalizações internas.

As verduras cruas podem ajudar a manter o peso e facilitar a digestão, por diminuir a capacidade de absorção das gorduras e de parte dos carboidratos que ficam retidos no meio da esponja de fibras durante o trânsito intestinal.

Fontes: repolho, alcachofra, brócolos, couve-flor, couve-de-bruxelas, pepino, abobrinha, cebola, pimentão, rabanete, alface, espinafre, vagem, quiabo, cogumelos, aspargos, berinjela, chuchu, beterraba, palmito baiano, jiló, maxixe, escarola e chicória.

Obs.: tomate é fruta!

Entre as fibras mais comuns destinadas ao auxílio no tratamento da obesidade, temos:
✓ Fibras solúveis (sua capacidade de absorção é de 100 a 200 vezes seu peso em água, proporcionando uma sensação de plenitude gástrica. Envolvem a gordura que foi ingerida, mas não têm nenhuma ação na gordura que está depositada). Ex.: Glucomanan, goma guar, quitosana, pectinas.
✓ Fibras insolúveis (ocasionam um aumento de peso no bolo fecal, estimulando o reflexo da evacuação). Ex.: celulose, hemicelulose e lignina. Não possuímos enzimas para digerir a celulose, mas sua utilização fornece a glicose e vitaminas indispensáveis a toda assimilação.

Se uma pessoa não possui uma alimentação
de boa qualidade, as células ficam desnutridas
e ela passa a comer mais, e o tempo todo.

OS DEPÓSITOS DE ENERGIA

Apesar de os carboidratos serem a primeira fonte de energia a ser utilizada em um momento de necessidade, ela se restringe ao alimento que acabamos de ingerir. E quando este é abundante, o excedente é rapidamente transformado em gordura e armazenado no tecido orduroso.

A utilização de gorduras para obter energia (emagrecer) está em segundo plano quando há carboidratos em excesso, provenientes da alimentação. Nesse caso, a gordura é sintetizada com mais rapidez do que degradada. Isso explica por que engordamos com mais facilidade do que emagrecemos.

O excesso de carboidratos na alimentação, além de aumentar a quantidade de gordura corporal, ainda impede a utilização da gordura como fonte de energia.

A gordura na alimentação não é o problema. O problema é o carboidrato ingerido que se transforma em gordura.

Quando se esgotam as reservas circulantes de carboidrato (na forma de glicose ou frutose), a gordura começa a se tornar a fonte de energia e sai da célula para fornecer a energia necessária ao metabolismo (emagrecimento).

Enquanto todo o nosso corpo utiliza a gordura como fonte de energia, o cérebro prefere a glicose, por isso, quando a quantidade de glicose proveniente do alimento não é suficiente, ela pode ser formada em quantidades moderadas a partir do aminoácido das proteínas e do glicerol das gorduras.

Para que um depósito de proteínas (músculo) seja utilizado, é necessária uma situação grave, como a desnutrição e o jejum prolongado, em que tanto as reservas de carboidrato como de gordura já se esgotaram.

O interessante é que nenhuma função vital cessa. Para todas as situações percebidas como "agressão", o organismo recorre a vias alternativas para obter energia.

A IMPORTÂNCIA DA GORDURA

Antes de tentarmos nos livrar do tecido gorduroso, devemos entender a sua FUNÇÃO e por que a sua PRESERVAÇÃO é tão importante para o organismo.

Nosso organismo utiliza a energia armazenada em três lugares para o seu metabolismo:
1. **Tecido gorduroso** – armazenada na forma de triglicerídeos (TG).
2. **Fígado** – armazenada na forma de glicogênio.
3. **Tecido muscular** – armazenada na forma de glicogênio.

---

1 g de triglicerídeo produz 9,3 Kcal
1 g de glicogênio produz 4,1 Kcal

O tecido gorduroso é o maior reservatório de energia que nosso corpo possui, e ainda tem outras funções:
✓ **Isolação térmica,** por ser um mau condutor de calor. A temperatura externa (acima da camada de gordura) varia de acordo com a temperatura ambiente (frio ou calor), porém, a temperatura interna (abaixo da camada de gordura) se mantém constante.
✓ **Dissipação de calor,** por possuir uma vascularização abundante e maior do que a do tecido muscular. Quando a

temperatura externa aumenta, ocorre uma dilatação dos vasos e sudorese como forma de transferir calor para o meio externo.

✓ **Produção de calor,** por possuir uma reserva energética abundante. Quando a temperatura interna diminui, ocorre a combustão da gordura como forma de aumentar a temperatura interna.

✓ **Energia** para os períodos de jejum.
✓ **Sustentação e proteção** de órgãos vitais.
✓ **Absorção de choques** (pés, mãos, culotes etc.).
✓ **Reservatório de água.**
✓ **Veículo para vitaminas** A, D, E e K.

Entre essas, as FUNÇÕES MAIS IMPORTANTES do tecido gorduroso são:

✓ **A manutenção da temperatura corporal**, pois só assim é possível manter o metabolismo corporal em funcionamento adequado.

✓ **Fornecer energia para os períodos de jejum**, pois seu coração e suas funções vitais não podem parar só porque você não está se alimentando.

✓ **Ser um reservatório de água**, que representa 70% do nosso peso corporal.

Sabemos que a UTILIZAÇÃO DA GORDURA ARMAZENADA OCORRE EM TRÊS SITUAÇÕES:

✓ **Atividade física intensa:** primeiro o organismo esgota as reservas de glicogênio armazenadas no músculo e só depois passa a consumir a gordura para gerar energia. Os atletas de alta performance estão habituados a esse fato, tendo de ingerir grandes quantidades de carboidrato para compensar esse efeito.

✓ **Jejum:** suas funções vitais utilizarão a energia necessária para manter o funcionamento empregando a energia vinda do tecido borduroso. Emagrecemos várias vezes ao dia, pois mesmo nos pequenos períodos de jejum o organismo não pode ficar sem energia para o seu funcionamento.

✓ **Frio:** a temperatura periférica varia de acordo com a temperatura ambiente, e a gordura funciona como um isolante térmico, por ser um péssimo condutor. A temperatura interna é constante (ponto fixo). Qualquer variação do ponto fixo determina a queima de gordura para aumentar a temperatura.

Se concluirmos que a gordura está para o nosso organismo assim como a Casa da Moeda está para o Banco Central, como é possível diminuir esse depósito?

Aí virou o filme Missão Impossível. Pode até colocar a trilha sonora para tocar: tam, tam...tam, tam, tam, tam... tam, tam, tam!

A MOBILIZAÇÃO DOS DEPÓSITOS DE GORDURA

No recém-nascido existe um tipo de gordura que é chamada de *gordura marrom* (parda ou multilocular). Suas células possuem várias gotículas de gordura e muitas mitocôndrias (fábricas de energia) que produzem calor por dissipação, sendo responsáveis por manter o aquecimento interno enquanto o tecido borduroso ainda não está apto a exercer essa função. Esse tecido não cresce e não se multiplica, serve apenas ao propósito de manter a vida inicialmente.

Nos animais que hibernam esse tecido é mais abundante, sendo necessário para manter a temperatura interna nos períodos de latência.

Nas células do depósito de *gordura comum* (unilocular), e que representa o nosso maior depósito, existe apenas uma única gota de gordura (triglicerídeo na forma líquida), que pode ocupar até 95% da célula.

Antigamente, acreditava-se que o número de células de gordura se multiplicava até a puberdade e que, nessa fase, um controle de peso evitaria a obesidade. Hoje, já se sabe que existem protótipos de células de gordura (pré-adipócitos) que se modificam até se transformar nos adipócitos, as células de gordura propriamente ditas. Da mesma forma, outras células (fibroblastos) também podem se transformar em adipócitos. Esse mecanismo é controlado pelo nosso cérebro e representa um enorme risco, já que nossa capacidade de armazenamento de gordura se amplia absurdamente.

O TECIDO GORDUROSO SE FORMA NA ALIMENTAÇÃO e sofre influência genética e hormonal na sua distribuição, por isso é que pessoas da mesma família têm problemas tão parecidos.

Ao se ARMAZENAR, a gordura age de maneira previsível:
✓ **50% nos tecidos subcutâneos, e aí se distribui em duas camadas:** camada mais superficial (camada areolar), que funciona como um acolchoamento para a pele. Logo abaixo existe uma fina camada de tecido fibroso (fáscia superficial) que separa a camada mais superficial da profunda. Na camada mais profunda (camada lamelar) é que ocorre o acúmulo de gordura.

✓ **45% na cavidade abdominal, também chamada de gordura visceral,** que é responsável pela compressão dos órgãos e estruturas, alterando a sua função (aumento da pressão arterial, sintomas coronarianos, alteração das taxas de insulina, distensão abdominal). O aumento da gordura visceral diminui a expansão do diafragma, tornando a respiração superficial e provocando falta de ar, sono fragmentado e roncos.

✓ **5% no tecido muscular.** A gordura armazenada na forma de glicogênio representa uma pequena reserva que serve de suporte ao órgão ou tecido em que ela está armazenada.

Ao se MOBILIZAREM, os depósitos de gordura também agem de maneira previsível:
✓ Primeiro, nos tecidos subcutâneos (pele);
✓ Depois, na cavidade abdominal (gordura visceral).

É por isso que o efeito sanfona não tem impacto sobre a gordura visceral. Essas oscilações de peso semanais só servem para aumentar e diminuir os volumes dos depósitos que estão abaixo da pele.

Também sabemos que a gordura sofre renovação constante, significando que a gordura que você tem hoje não será a mesma que possuirá no futuro. Isso indica que existe uma taxa de renovação que é maior em alguns depósitos (gerais) e menor em outros (hereditários).

Ao emagrecer, nosso organismo não pode permitir a diminuição dos depósitos hereditários na mesma velocidade do depósito comum, pois perderíamos as características familiares. É por isso que, após alguns anos, ao vestir "aquela" roupa que ficava bem quando você tinha "x" quilos, mesmo estando com o mesmo peso, a roupa não entra mais. O problema não é o peso, e sim a distribuição da gordura, que sofre influência genética e hormonal, acumulando-se em uma velocidade e sendo utilizada em outra a cada efeito sanfona.

É por esse motivo que a cada dia mais pessoas procuram os tratamentos estéticos.

Note bem que as características genéticas não se modificam com o emagrecimento. O número de células permanece o mesmo, independentemente de emagrecer ou engordar. A diferença está no volume de gordura que existe dentro delas.

OS MECANISMOS DE PERCEPÇÃO

O tecido gorduroso é uma grande glândula endócrina integrada ao nosso cérebro por uma região chamada hipotálamo. Lá existe um "termostato de gordura" que controla a quantidade de gordura no nosso corpo, regula a necessidade de alimento (FOME) e a vontade de se alimentar (APETITE).

Em contrapartida, a célula de gordura produz um hormônio (leptina) que informa ao hipotálamo a quantidade de tecido gorduroso existente em nosso organismo (controle de estoque).

A variedade e a abundância de nutrientes ingeridos diariamente é que ajustam o termostato de gordura, determinando uma variação de peso que é adotada como seu padrão de normalidade.

Quando você parte desse padrão e muda sua alimentação, o tecido gorduroso percebe isso como uma situação perigosa e ativa mecanismos reflexos envolvendo milhões de células, que farão todo o possível para que tudo volte à estabilidade.

No início de qualquer dieta, a energia necessária para suprir as necessidades vitais virá do tecido gorduroso. Mudanças muito drásticas desencadeiam os mecanismos de defesa das reservas e, quando "tentamos" emagrecer, milhões de reações químicas fazem de tudo para que os níveis de gordura continuem constantes.

Eis alguns mecanismos reflexos para manter os depósitos de gordura estáveis:
- ✓ Eliminar água e sais minerais;
- ✓ Aumentar o nível de absorção dos alimentos;
- ✓ Diminuir o metabolismo: sentimo-nos cansados e sem ânimo para nada;
- ✓ Compulsão: começamos pela cenoura, biscoito de fibra, depois cream cracker, até chegar a algo realmente "de peso".

Já deu para perceber que o problema não está na dieta, e sim no sistema de regulação do nosso peso. O problema é que as mudanças são muito exageradas e rápidas.

A proposta em questão é que aprendamos a enganar os mecanismos de percepção, evitando a ação reflexa.

Nadar a favor da correnteza muitas vezes
é a maneira mais fácil de chegar ao outro lado do rio.

ENGANANDO OS MECANISMOS DE PERCEPÇÃO

Da mesma forma que a maioria de nós é resistente a mudanças, nosso organismo também. Por isso, O QUE VAMOS MUDAR É A ATITUDE DIANTE DO EMAGRECIMENTO. Emagrecer não é apenas uma lista de alimentos e calorias.

O que faz o cérebro perceber a nova alimentação como dieta é a diferença entre a sua alimentação "padrão" e a do período restritivo quanto a:
- ✓ Volume de comida;
- ✓ Falta de saturação de alguns receptores (proteínas, carboidratos, fibras e frutas);
- ✓ Repetição dos alimentos;
- ✓ Ausência de refeições.

Para que a dieta não seja percebida como dieta é preciso:
- ✓ Estar disposto a mudar seus hábitos, evitando a ansiedade. Em situações de tensão, o corpo secreta mais adrenalina, deixando-nos irritados. O estresse cria compulsão por alimentos açucarados. Surge, daí, um ciclo vicioso. Comemos mais açúcar, depois produzimos mais insulina para baixar essas taxas de açúcar, transformando-o em mais gordura.
- ✓ Manter os hábitos fisiológicos adequados (diurese, evacuação, transpiração e desintoxicação).
- ✓ Manter um equilíbrio alimentar (proteínas, carboidratos, fibras e frutas).

5. AH, SE EU SOUBESSE DISSO ANTES!

*Vai em frente,
não se rende,
não se prende nesse medo de errar,
que é errando que se aprende.*

*O caminho até parece complicado
e às vezes tão difícil
que você se surpreende
quando sente de repente
que era tudo muito simples,
vai em frente que você entende.*

Trecho da música *Sem parar*,
de Gabriel O Pensador.

OS ERROS ALIMENTARES

Desde o momento em que o alimento é ingerido, uma série de reações mecânicas e químicas acontece para a sua transformação em energia e nutrientes:

✓ Na boca, o alimento inicia a digestão por meio de uma enzima contida na saliva, chamada ptialina. Essa enzima inicia a digestão do amido (carboidrato). Durante a mastigação, a velocidade de produção da saliva pode aumentar 20 vezes.

✓ O estômago armazena grandes quantidades de alimento e possui glândulas que produzem ácido clorídrico e pepsinas (usadas na digestão da carne). Depois, mistura esse alimento com as secreções gástricas, até formar uma pasta semilíquida chamada quimo. À medida que o alimento entra no estômago, o mais recente deles permanece próximo ao esôfago (garganta), e aquele que está há mais tempo no estômago fica mais perto das paredes do órgão. A velocidade de esvaziamento do estômago é regulada por estímulos vindos dele mesmo e do intestino delgado. A distensão causada pelo alimento aumenta a pressão de saída do estômago, mas o intestino limita a velocidade do seu esvaziamento de acordo com a quantidade de quimo que pode ser processado. O movimento do quimo é lento, em torno de 1 cm por minuto. São necessárias de três a cinco horas para que chegue ao intestino grosso.

✓ No intestino delgado, o quimo entra em contato com o suco pancreático, que contém enzimas para a digestão de proteínas, carboidratos e lipídios e também neutraliza a acidez do quimo.

✓ Nesse ponto, entra em ação o fígado, que produz a bile para diluir gradativamente as gorduras, transforma o glicogênio em glicose, armazena as proteínas e elimina as toxinas.

✓ No intestino grosso, ocorre a reabsorção de água e eliminação de resíduos alimentares pelas fezes.

Durante o período em que o estômago não está digerindo alimento, ele secreta, por hora, alguns mililitros de suco gástrico composto quase exclusivamente de muco, sem ácidos e pepsina. O uso de alimentos que nunca chegam ao estômago, como o chiclete, altera a composição do suco gástrico, que se torna ácido para receber um alimento que não chega. Os efeitos dessa acidez podem ser sentidos nas gastrites, esofagites e úlceras.

Nem todos os alimentos são digeridos no mesmo lugar:
✓ As proteínas e parte dos carboidratos são digeridas no estômago;
✓ As gorduras, as frutas e os açúcares são digeridos no intestino delgado.

Uma refeição pode ter uma parte absorvida em um lugar e outra parte em outro local, da mesma forma que um alimento pode ser degradado até se tornar uma pasta em um lugar e sua absorção acontecer em outro.

Cada tipo de alimento precisa de substâncias específicas para sua digestão. Em certos casos, a enzima necessária à digestão de um alimento pode ser inibida pela presença de outro, prejudicando sua digestão. As substâncias envolvidas na digestão atuam em sincronismo, aguardando o momento de sua ação. Se esse ritmo for respeitado, o organismo trabalhará tranquilamente e os produtos da digestão serão encaminhados ao seu local de absorção sem transtornos.

Quando o estômago recebe uma grande variedade de alimento, esse sincronismo se altera:
✓ Alguns alimentos fermentam na presença de outros;
✓ Outros fermentam na presença de uma maior quantidade de ácido;
✓ Outros, ainda, fermentam em uma temperatura mais alta.

É como se houvesse uma apresentação de um balé aquático com seis bailarinas e, de repente, na mesma piscina, surgissem duas crianças de 10 anos brincando de pega-pega.

A presença de gordura no estômago reduz a quantidade de suco gástrico, principalmente ácido clorídrico e pepsinas, que digerem as proteínas, tornando a digestão mais lenta. Se além da proteína e da gordura, uma refeição incluir carboidratos (pão, arroz, feijão e farofa), a digestão se tornará muito lenta e fermentará. Como a digestão, nesse caso, é muito difícil, nos sentimos sedados.

Se você comer frutas junto com a carne, elas serão retidas no estômago durante o tempo de digestão da carne, sofrendo a ação do calor, de enzimas e ácidos. Os açúcares fermentam, tornando-se um alimento quimicamente diferente e mais calórico do que o ingerido. Se acrescentarmos outros carboidratos, como arroz, feijão, macarrão ou pão, a fermentação das frutas fará com que esses carboidratos se tornem mais complexos ainda.

As frutas precisam ser consumidas isoladamente, ou com outras frutas, mas nunca como suco ou sobremesa em uma refeição.

Durante as refeições, evite tomar mais de um copo de água, pois muito líquido dilui os sucos gástricos, aumentando o tempo de digestão e causando a fermentação das substâncias mais sensíveis.

Também é preciso lembrar de que cada alimento possui um tempo de digestão, que é o tempo necessário para que o alimento seja degradado e absorvido em condições normais:
- ✓ Proteínas, carboidratos e gorduras – 4 horas
- ✓ Frutas e fibras – 2 horas

Isso significa que é impossível sentir fome antes de quatro horas após ter ingerido proteína. Também significa que tomar um suco duas horas depois do almoço é a mesma coisa que tomá-lo na hora do almoço.

O alimento entra pela boca e percorre sempre o mesmo caminho; qualquer alimento que seja ingerido durante o tempo de digestão de outro se encontrará com este no estômago e retardará essa digestão, além de fermentá-la.

O estômago tem certa complacência e pode se distender pouco a pouco. Depois de certo tempo, a sensação de plenitude é conseguida com quantidades cada vez maiores de alimento, surgindo a distensão abdominal.

Além da sobreposição de refeições, a fermentação dos alimentos envolvidos, de acordo com as misturas, duplica ou triplica o valor calórico de cada refeição. É como se almoçássemos três vezes ou jantássemos duas vezes. É como se você comesse uma laranja e ela chegasse ao seu intestino como "pudim de laranja". A fermentação causa gases, inchaço, dor de cabeça, insônia, úlcera, gastrite, enxaqueca, alergias e intoxicações pelos resíduos da fermentação, como o álcool, que passará ao sangue.

O organismo, sobrecarregado, não tem tempo suficiente para realizar a digestão em todas as etapas, acumulando o excedente nos depósitos.

Quanto mais tarde, mais leve deve ser a refeição, principalmente à noite. Devemos comer alimentos mais complexos (carboidratos) na primeira metade do dia, já que nesse período o metabolismo é mais acelerado. Se você passa o dia todo sem se alimentar e à noite janta, você emagrece durante o dia e engorda à noite.

Devemos comer para gastar e não, para dormir.

Ao dormir, o organismo entra em metabolismo basal, ou seja, repousa. Nossos batimentos cardíacos, respiração e atividades celulares diminuem. O alimento noturno pode ficar retido no estômago muito mais tempo do que o normal. É possível até que você acorde com seu jantar ainda no estômago. Nesse caso, não se consegue comer nada pela manhã e a sensação de saciedade está presente. Em outras pessoas, a alimentação noturna poderá desencadear uma guerra entre a digestão e o repouso, fazendo com que o indivíduo tenha insônia ou sono muito leve até o término da digestão.

Aproximadamente duas horas depois que adormecemos, é liberado no sangue o hormônio do crescimento (GH), que na fase adulta é responsável pelo rejuvenescimento, realizando reparos nos danos causados diariamente. Alimentação rica em carboidratos aumenta a taxa de glicose no sangue, que inibe esse hormônio, favorecendo a entrada de gordura na célula. Isso significa que engordamos e ainda envelhecemos!

Resumindo, nosso organismo não foi feito para digerir:
✓ Doces com salgados;
✓ Frutas com comida;
✓ Sucos e refrigerantes nas refeições;
✓ Leite com frutas, pão ou biscoito;
✓ Bebidas fermentadas com comida;

- ✓ Muita variedade de alimentos ao mesmo tempo;
- ✓ Sobreposição de refeições;
- ✓ Carboidrato noturno.

O que engorda não é o que você come,
e sim a maneira como você come.

---

6. DO DESEJO À AÇÃO

É na dor que o recém-nascido aprende a chorar.
Pra encontrar a cura você tem que procurar.
É no choro que o recém-nascido aprende a respirar.
Então respira fundo que a vitória tá no ar.

Trecho da música *Sem parar*,
de Gabriel O Pensador.

AFINAL, COMO EMAGRECEMOS?

Vamos entender a movimentação de entrada e saída de gordura na célula (adipócito): a gordura circula em nosso sangue na forma de triglicerídeo (TG). Quando ele quer entrar na célula (engordar), assume formas mais simples — o ácido graxo e o glicerol (AG + glicerol). Ao entrar na célula, combina-se novamente e é armazenado na forma de triglicerídeo (TG). Para ocorrer a saída de gordura da célula (emagrecimento), também é necessária essa quebra em formas mais simples. E, já no sangue, a combinação volta a acontecer.

Imagine que você esteja carregando uma sacola grande e tenha de passar por uma porta muito estreita. Você, então, passa a sacola e depois atravessa. Do outro lado, apodera-se dela novamente e continua a sua caminhada. Não é difícil de entender, mas precisamos saber o que faz essa porta ficar aberta e como direcionar essa passagem.

O que regula a entrada e saída de gordura na célula é a GLICOSE. Sua ausência torna impossível o armazenamento de triglicerídeo no tecido adiposo. Ou seja, a porta não abre. Glicose, lembra? É o produto final dos carboidratos. Mantemos uma quantidade dela circulante para fornecer a energia necessária ao funcionamento básico do nosso corpo. O excesso é que se transforma em gordura.

Se a quantidade de glicose estiver reduzida, de forma que seja utilizada unicamente para funções vitais, qualquer necessidade extra (atividade física) necessitará de energia imediata. Essa energia será retirada dos depósitos de gordura (emagrecimento).

Portanto, níveis baixos de glicose induzem a saída de gordura da célula, e o seu excesso, ao contrário, induz a entrada.

Então, já sabemos como emagrecemos e como engordamos. Quando a glicose proveniente do alimento se reduz a proporções muito pequenas, soa um alarme em nosso corpo: o estômago começa a se contrair em ondas peristálticas e rítmicas que se tornam muito fortes e aceleradas, podendo persistir por dois a três minutos. Inicia, então, uma dor localizada, a sensação de vazio e a falta de concentração. Isso se chama FOME!

Se o alimento não é ingerido, imediatamente começa a saída de gordura dos depósitos (emagrecimento) para fornecer a energia necessária ao funcionamento vital. Afinal, seu coração não pode parar e esperar a hora em que você poderá comer. As funções vitais são prioritárias, e para isso existem as reservas.

Quando algum alimento é ingerido, a taxa de glicose aumenta e a saída de gordura (emagrecimento) é interrompida. Começa, então, a utilização dos nutrientes vindos da alimentação, em que o excedente é estocado.

Emagrecemos e engordamos várias vezes ao dia.
Por que não tirar proveito dessa situação?
Quando se tem fome é que se emagrece!

A sensação de fome significa que o seu organismo gastou tudo o que você comeu anteriormente. Você escolhe: ou come agora ou o seu organismo vai tirar da reserva, e isso significa:

E – MA – GRE – CER.

Emagrecer não é difícil, basta prolongar o período em que a taxa de glicose diminui. Nesse caso, 15 minutos podem fazer verdadeiros milagres. Se você retardar essa sensação tomando dois copos de água, seu organismo estará utilizando gordura da reserva e transformando-a em energia.

QUEM DISSE QUE COMER ENGORDA?

Após uma refeição, os nutrientes provenientes do alimento se transferem à circulação. As proteínas, vitaminas e sais minerais serão aproveitados ou eliminados de acordo com a necessidade.

✓ A gordura fica no sangue sob a forma de triglicerídeo;
✓ O excedente de glicose se transforma em gordura e fica no sangue sob a forma de triglicerídeo.

Daí, essa gordura não vai a lugar algum. Para engordar é necessário fazer um "pico de glicose".

O que regula a entrada e saída de gordura na célula é a glicose. Sua ausência torna impossível o armazenamento de triglicerídeo no tecido adiposo. Ou seja, a porta não abre. Glicose, lembra? É o produto final dos carboidratos. Mantemos uma quantidade dela circulante para fornecer a energia necessária ao funcionamento básico do nosso corpo.

Um "pico de glicose" ocorre quando ingerimos um novo alimento (bala, chiclete, bolinho etc.), ou seja, sobrepomos refeições enquanto ainda existe energia circulante da refeição anterior.

Nosso organismo tem preferência pela energia vinda do último alimento e quando a taxa de glicose aumenta, imediatamente ele estoca a energia circulante e utiliza a que acabou de ser consumida. Para nós isso é péssimo, mas para o nosso corpo é um mecanismo de preservação.

Ninguém engorda porque comeu.
Engorda porque fez um "pico de glicose"
ao sobrepor refeições.

Portanto, já que comer não engorda, nas extravagâncias sociais coma normalmente e sem compulsão, mas tenha consciência de que, quanto maior for a mistura de alimentos ou a quantidade, maior será o tempo de digestão. Lembre-se de que essa refeição vai gerar uma quantidade de energia que ficará circulante — como se você enchesse o tanque de combustível do seu carro. No nosso caso, esse combustível fica distribuído na circulação sanguínea para ser facilmente captado pelos órgãos e regiões que necessitam dessa energia.

Terminada a extravagância, interrompa a sua alimentação e espere a SENSAÇÃO DE FOME vir. Se fizer isto, a energia resultante da sua extravagância será utilizada enquanto durar o período de jejum e você não aumentará o seu peso. SE COMER ANTES, a taxa de glicose aumentará e o restante da energia circulante será imediatamente estocado. Assim, seu peso vai se alterar, ou seja, você acabou de engordar. Um erro muito comum é chegar em casa após uma extravagância recente (uma hora ou mais) e beliscar. Nesse momento você faz um "pico de glicose" e engorda por causa de uma besteira.

Só para ilustrar: se antes da extravagância você tinha 60 quilos, esperando a fome vir, manterá os 60 quilos, pois gastou um potencial em calorias que **"poderiam"** aumentar o seu peso. O peso existe na balança, mas não está estocado, está circulante, podendo ser utilizado. No momento em que a sensação de FOME surge, você já gastou toda a extravagância que fez. No dia seguinte, após ir ao banheiro, estará com o mesmo peso.

SE QUISER EMAGRECER, mesmo após uma extravagância, tome um copo de água na hora em que a sensação de FOME surgir e espere uns 15 minutos para se alimentar. Durante esse período, a energia necessária para o metabolismo será retirada das reservas (emagrecimento).

É difícil acreditar que seja tão simples, mas andar de bicicleta também é complexo no início.

Não precisamos contar calorias, nem pesar comida, nem usar *diet* ou *light*. Precisamos entender a lógica.

A comida não engorda.
O que engorda é a forma de comer.

DIFERENCIE FOME DE APETITE

Vamos aprender a diferenciar fome de apetite, para adequar a quantidade de alimento às nossas atividades diárias. Em alguns dias, gastaremos mais energia, portanto, comeremos mais; em outros, estaremos sedentários e comeremos menos. Como saber a quantidade? Só temos de ouvir nosso corpo!

Quem deve lembrar-lhe que tem de comer
é o seu estômago e não você!

Ele sabe fazer um verdadeiro escândalo na hora certa, portanto, não se preocupe em achar que não vai saber ouvi-lo.

A sensação de fome
É a contração do estômago que deseja ser abastecido. Essas contrações se tornam muito fortes e aceleradas, podendo persistir por dois a três minutos. Costumam ser mais intensas nas pessoas jovens e sadias, com alto grau de tônus gastrintestinal. Essa sensação se manifesta de oito a 12 horas após uma refeição padrão.

ENTENDA ISTO: a sensação de fome significa que o seu organismo gastou tudo o que você comeu anteriormente. Ou você come agora ou o seu organismo vai tirar da reserva.

- ✓ Fome é necessidade física de alimento.
- ✓ Fome não é seletiva.
- ✓ Fome não sai para comprar comida.
- ✓ Fome não telefona e espera a comida chegar.
- ✓ Fome não vai para a cozinha fazer nem esquentar comida — come o que estiver pronto e à mão.
- ✓ Fome não se importa se o alimento está frio ou quente, se é doce ou salgado, bonito ou feio.
- ✓ Fome não dá em intervalo de novela.
- ✓ Fome não ronca.
- ✓ Em suma, estômago vazio não faz barulho, dói.

Um estômago que ronca é um estômago em desespero. O ronco significa que existe alimento já processado (em pasta) quando ingerimos um novo alimento. Imagine um creme de legumes e você jogando um novo ingrediente, que fica em cima e vai afundando aos poucos. Para acelerar a digestão, o estômago se contrai e relaxa a fim de misturar o novo alimento, permitindo, assim, que ele chegue às paredes para sofrer a ação do suco gástrico.

As sensações de fome e de sede também podem ser confundidas, porque os centros que regulam essas funções no cérebro são muito próximos. Frequentemente, temos sede e comemos o dia todo sem obter satisfação no alimento. Ao sentir fome, tome primeiro um copo de água e aguarde. Se a fome passar, seu problema era sede. Se persistir, então, coma. Mas saiba que não é interessante comer quando se está com muita fome. A ansiedade aumenta o desejo pelo alimento e seu aproveitamento também será maior.

A sensação de apetite
Carência psicológica, ansiedade, tempo ocioso e frustração. Necessidade psicológica de alimento para obter ou substituir um prazer, desencadeada por cheiro, visão e imaginação.
✓ É a vontade de comer.
✓ É extremamente seletiva.
✓ Deseja alimentos específicos.
✓ Normalmente é identificada quando você diz: "Estou com vontade de comer alguma coisa e não sei o quê".
✓ Não é qualquer alimento que serve. Se quiser doce, não adianta oferecer salgado.

Uma pessoa com apetite devora tudo o que estiver na frente e continua com vontade de comer alguma coisa.
Deu para entender a diferença?
Cada vez que você estiver em dúvida se está com fome ou apetite, pergunte-se: "Eu comeria arroz e feijão gelados agora?".

O grau de fome e saciedade depende do hábito.
E hábito nós fazemos!

EXERCÍCIOS MENTAIS

Para aprender a diferenciar FOME de APETITE, só há uma maneira: tendo as duas sensações. **Não adianta iniciar a reeducação alimentar se você não seguir as regras abaixo.**

Exercício das oito horas

Para iniciar a sua reeducação alimentar, almoce e marque o horário. Some oito ou nove horas. Durante esse período, você ficará em jejum, podendo apenas beber água. Por exemplo: se você almoçou às 12 horas, sua fome só virá entre 20 e 21 horas. Lembre-se: fome não ronca, fome dói. É uma contração irritante que tira a sua concentração. É uma sensação de vazio, e não seleciona os alimentos. Qualquer um serve. Quando você se sentir assim, significa que está na hora de comer.

Lembre-se de que hoje você não está em dieta, vai aprender a diferenciar fome de apetite. A partir de amanhã, sim, vai começá-la.

Vamos supor que você colocou na mesa arroz, feijão, bife, batata e salada. Com uma colher de sopa, coloque no prato:
- ✓ 1 colher de arroz;
- ✓ 1 colher de feijão;
- ✓ 1 colher de bife (picado, só o que couber na colher);
- ✓ 1 colher de salada (se forem folhas, pique-as).

No prato, tem-se uma quantidade pequena de comida. Coma. Passou a dor? Se não passou, então repita. Pergunte-se novamente: passou a dor?

— Passou!

Então, acabou a fome e também a comida.

Suponhamos que você esteja em dúvida se a fome acabou ou não, e resolve repetir o bife e a batata. Isso é fome? Não! A fome não seleciona dois alimentos em cinco.

Imagine que você chegue em casa com muita fome. Senta-se à mesa e começa a comer. De repente você para e repete o bife, a batatinha e o bolinho. Quem tem fome não tem dúvida, come. Quando você levantou a cabeça, começou a selecionar. Significa que o que ficou no prato e o que você pegou não tem a menor necessidade de ser ingerido.

Para que serve este exercício? Serve para determinar as quantidades. Se em oito a nove horas de jejum você comeu certo volume de comida, em duas a quatro horas de intervalo entre as refeições JAMAIS a quantidade poderá ser maior.

Agora que você já sabe a diferença entre FOME e APETITE, vamos aprender dois exercícios que facilitarão o seu dia-a-dia.

Parcelamento

Todo alimento deverá ser cortado ao meio ou servido de colher em colher. Normalmente, quando fazemos o prato, colocamos uma quantidade de comida determinada pela FOME ou pelo APETITE. Estamos acostumados a raspar o prato "porque tem muita gente passando fome" ou porque sua mãe dizia que "se você não comer tudo, não terá sobremesa". Deixar comida no prato é uma atitude carregada de culpa. Quando comemos de colher em colher, cada vez que raspamos o prato avisamos ao cérebro:

— Raspei o prato!
E ele responde que, se você quiser repetir, pode repetir. Se quiser parar, pode parar. Nesse sistema, você pode repetir várias vezes e parar quando quiser.

Perguntar
Sempre que pensar em comer, pergunte:
— **Estou com fome ou apetite?**

Você deve fazer isso o dia todo. Exemplo:
No café da manhã:
— Estou com fome ou apetite?
— FOME!

Corte o pão ao meio e coma. Pegue a outra metade e pergunte novamente. Se a resposta for fome, coma. Se for apetite, não há necessidade de comida. Faça isso em todas as refeições. Lembre-se: fome não tem dúvida, mas, caso você duvide, pergunte:
— Eu comeria arroz e feijão gelados agora?

Sempre que estiver em dúvida em relação às quantidades, pergunte:
— Estou comendo mais do que a fome? (Vai engordar);
— Estou comendo conforme a fome? (Vai manter);
— Estou comendo menos do que a fome? (Vai emagrecer).

Podemos enganar a todos, menos a nós mesmos.
Então, procure ser sincero consigo mesmo, afinal, você é a pessoa mais interessada no seu sucesso.

---

7. CARDÁPIO BÁSICO

Pra saber o que é possível
é preciso que se tente conseguir o impossível,

Então tente!

Sempre alimente a esperança de vencer
Só duvide de quem duvida de você.

Trecho da música *Sem Parar*,
de Gabriel O Pensador.

INSTRUÇÕES

Se fizermos tudo exatamente como está escrito, certamente emagreceremos, mas teremos alguns problemas para conciliar nossas atividades diárias com a reeducação alimentar.

O emagrecimento muito rápido resulta em flacidez cutânea, pois a retração e acomodação dos tecidos não ocorrem na mesma velocidade. O emagrecimento ideal para evitar a flacidez é de cerca de um quilo por semana para a mulher e entre um e meio e dois quilos semanais para o homem.

Por isso, seremos sensatos e vamos estabelecer uma média de emagrecimento semanal que trará benefícios ao organismo, além de permitir que ele retribua, colocando tudo no lugar certo.

Para emagrecer, temos de enganar os mecanismos de percepção.

Fome x Apetite
A diferença entre FOME e APETITE passa a ser o fator que determina as quantidades de alimento, adaptando-se perfeitamente ao ritmo de atividades diárias sedentárias ou ativas.

Horários
No cardápio existem intervalos de uma refeição a outra. Esses intervalos significam: essa refeição leva duas horas para ser

digerida. É impossível sentir fome antes desse tempo. Significa que se você tomar café às 8 horas pode comer às 10 horas, se comer às 9 horas pode comer novamente às 11 horas.

Os horários são móveis. Você até pode aumentar os intervalos entre as refeições; diminuir, nunca. Comer por antecipação significa comer sem fome. Na maior parte das vezes, come-se por antecipação e novamente no horário da refeição. Esperar um pouco não mata ninguém. Tome um copo de água até poder se alimentar.

Se você trabalha durante a noite, seus horários devem ser diferentes. A hora em que você acorda é o horário do seu café da manhã, mesmo que seja às 12 horas. Verifique seus horários, pois devemos comer mais no período de maior atividade e não, no repouso.

Se um dia você não puder se alimentar, isso não prejudicará o seu organismo, ao contrário, o jejum permite que seu organismo faça coisas que normalmente ele não tem tempo para fazer.

Equilíbrio

Lembre-se de que o equilíbrio dos nutrientes faz com que a nova alimentação não seja percebida como dieta. Em nossa alimentação diária devemos ingerir carboidratos complexos, proteínas, fibras e frutas (carboidratos simples). Existem receptores que detectam sua presença, portanto, não podemos saturar apenas um ou outro receptor. Não pense que será mais rápido se você se privar dos carboidratos. Seu cérebro perceberá a carência e logo estabilizará seu peso.

Você não é obrigado a fazer todas as refeições

Só coma quando estiver com fome. Quem deve lembrar-lhe que tem de comer é o seu estômago; e não, você. Também não pule as refeições achando que vai emagrecer mais rápido. Uma refeição pode ser dispensada se não houver fome, mas não deve ser compensada na próxima alimentação.

Tenha variedade
Evite repetir os mesmos alimentos todos os dias. Também não coma o mesmo alimento mais de uma vez ao dia. Se você variar o cardápio, seu organismo não o perceberá como dieta e o emagrecimento se tornará mais fácil. A variação do cardápio permite que você estabeleça uma média semanal, o que não ocorre nas dietas tradicionais, em que a quantidade de quilos emagrecidos vai diminuindo cada vez mais.

DICAS

✓ Não adianta comer uma travessa de salada, porque em uma hora você estará com fome e comerá pão.

✓ Ao ingerir gorduras, lembre-se de que as verduras cruas podem ajudar a manter o peso e facilitar a digestão, por diminuir a capacidade de absorção dessa gordura e de parte dos carboidratos que ficam retidos no meio da esponja de fibras durante o trânsito intestinal.

✓ Ao sentir FOME, você deve tomar água e aguardar 15 minutos antes de se alimentar. Esses minutos é que fazem você emagrecer, pois a energia necessária para o metabolismo é retirada das reservas (emagrecimento).

✓ Sempre que sentir um vazio no estômago, tome um copo de água e espere uns 15 minutos para se alimentar.

Temos de aprender a comer e não a viver em dieta!

Café da manhã (café de rei)
8 horas – intervalo de duas horas
Esta é a principal refeição do dia. É o momento em que o metabolismo está mais acelerado e apto a iniciar as atividades.

carboidrato complexo + proteínas
ou
carboidrato complexo + gorduras

Sugestões:
Carboidrato complexo (escolha um tipo)
- ✓ Pão de sal
- ✓ Pão integral
- ✓ Pão de centeio
- ✓ Pão árabe
- ✓ Torrada
- ✓ Cream cracker
- ✓ Rosquinhas

Proteínas (as proteínas podem ser misturadas)
- ✓ Ricota
- ✓ Coalhada seca
- ✓ Queijo branco
- ✓ Mussarela
- ✓ Requeijão
- ✓ Presunto
- ✓ Ovos

Gorduras (escolha um tipo)
✓ Manteiga
✓ Margarina
✓ Azeite

Bebida (escolha um tipo)
✓ Chá
✓ Café
✓ Água

Com essa sugestão de cardápio é possível compor o seu café da manhã. Você pode comer um misto-quente, ou pão com ovos mexidos, pão árabe com coalhada seca, até torrada com manteiga.

Não misture leite ou frutas nessa refeição, para evitar a fermentação.

O importante é lembrar de que o que determina as quantidades é a FOME. Então, não engane a si mesmo.

Colação (opcional)
10 horas – intervalo de duas horas
Esta refeição serve para as pessoas que acordam muito cedo e terão um grande intervalo entre o café da manhã e o almoço. Também para pessoas cujas atividades envolvem grande esforço físico (trabalho com peso, trabalho em ambiente frio). Caso contrário, não há necessidade de ser feita.

Sugestões:
✓ Suco de fruta
✓ Água de coco
✓ Bebidas energéticas

Almoço (almoço de príncipe)
12 horas – intervalo de quatro horas
Ao almoçar, lembre-se da quantidade que você ingeriu no exercício das oito horas, pois não poderá ultrapassar essa quantidade.

✓ Pergunte: "Estou com FOME ou APETITE"?.
✓ Faça o parcelamento.

carboidrato complexo + proteínas + fibras

Sugestões:
Carboidrato complexo (escolha um tipo)
✓ Arroz (comum, integral)
✓ Feijão
✓ Macarrão
✓ Batata (purê, assada, frita)
✓ Aipim
✓ Cenoura
✓ Beterraba
✓ Abóbora vermelha
✓ Compostos: suflê, farofa, pirão, tortas.

Proteínas (as proteínas podem ser misturadas)
✓ Ovos (fritos, mexidos, omelete)
✓ Frango (assado, cozido, frito)
✓ Carne (grelhada, frita, churrasco, moída, crua)
✓ Peixe (ensopado, assado, grelhado)
✓ Frutos do mar (camarão, caranguejo, lula, polvo, lagosta)
✓ Outros: dobradinha, rabada, mocotó, vísceras

Fibras (fibras e proteínas podem ser misturadas entre si)
✓ Alface, espinafre, escarola, chicória, couve-de-bruxelas, repolho, alcachofra, brócolos, couve-flor, pepino, abobrinha, cebola, pimentão, rabanete, vagem, quiabo, cogumelos, aspargos, berinjela, chuchu, palmito, jiló, maxixe.
Tomate é fruta e não, fibra!

Não existem sucos e sobremesas nesta refeição. A bebida é a água. Lembre-se de não diluir muito os ácidos do estômago, o que torna a digestão mais lenta. Um copo é o suficiente.

Lanche
16 horas – intervalo de duas horas
Esta deve ser uma refeição mais leve, pois o ritmo já começa a diminuir.

Sugestões:
✓ Iogurte (natural ou de frutas)
✓ Gelatina (com sabor ou associada a frutas)
✓ Barra de cereais
✓ Frutas (salada de frutas)
✓ Pipoca
✓ Quibe assado

Jantar (jantar de pobre)
19 horas – intervalo de três horas
Os carboidratos podem ser consumidos até o horário de almoço para quem quer emagrecer. Você deve comer para gastar

e não comer para dormir. Se você faz dieta o dia todo e à noite janta, você emagrece de dia e engorda à noite.

proteínas + fibras
ou
outras opções

Sugestões:
Proteínas (as proteínas podem ser misturadas)
✓ Ovos (fritos, mexidos, omelete)
✓ Frango (assado, cozido, frito)
✓ Carne (grelhada, frita, churrasco, moída, crua)
✓ Peixe (ensopado, assado, grelhado)
✓ Frutos do mar (camarão, caranguejo, lula, polvo, lagosta)
✓ Outros: quibe assado, dobradinha, rabada, mocotó, vísceras.

Fibras (fibras e proteínas podem ser misturadas entre si)
✓ Alface, espinafre, escarola, chicória, couve-de-bruxelas, repolho, alcachofra, brócolos, couve-flor, pepino, abobrinha, cebola, pimentão, rabanete, vagem, quiabo, cogumelos, aspargos, berinjela, chuchu, palmito, jiló, maxixe.

Outras opções
✓ Sopas de folhas e legumes verdes com proteína
✓ Iogurte (natural e de frutas)
✓ Gelatina (com sabor ou associada a frutas)
✓ Frutas (salada de frutas)
✓ Pipoca
✓ Quibe assado

Ceia (opcional)
22 horas

Sugestões:
✓ Leite com aromatizantes
✓ Água de coco

A primeira semana não será fácil, por causa da distensão do estômago. Nas semanas seguintes, o volume do estômago começa a se adequar às novas quantidades e diminui. Algumas pessoas chegam a sentir cólicas mais fortes sinalizando essa retração.

O importante é a cada semana adequar a quantidade de comida ao novo tamanho do estômago. Sempre que você diminuir o volume de alimento, haverá retração do estômago, até que ele volte ao tamanho normal. Quando isso acontecer, você não conseguirá comer a mesma quantidade de antes e, nessa fase, não terá de se preocupar com as quantidades, pois se exagerar passará mal e perceberá o quanto a nova alimentação é melhor.

Se você quer emagrecer, simplifique a sua alimentação. Em vez de comer um filé à parmegiana, coma um bife com cebolas; em vez de lasanha, um macarrão ao alho e óleo. Deixe as comidas mais elaboradas para os momentos especiais.

Tente classificar todo alimento que você ingere. Quando não souber como um alimento se classifica, se a finalidade for emagrecer, é melhor evitar. Se o seu peso está estável, coma-o, mas lembre-se de esperar a fome surgir.

Mude os hábitos familiares, começando pela compra do supermercado, pois assim tudo ficará muito mais fácil para você e mais saudável para todos.

MANUTENÇÃO DO PESO

No período de manutenção é preciso ficar atento a algumas regras:

✓ Você poderá misturar dois carboidratos na hora do ALMOÇO.
✓ Você poderá comer pão, doce ou outro carboidrato na hora do LANCHE. Se exagerar, dispense o jantar e espere a fome vir no café da manhã.
✓ Você poderá fazer extravagâncias sociais no JANTAR, desde que dispense o café da manhã e espere a fome vir no almoço.

Quando você quiser emagrecer, é só tomar um copo de água na hora em que a FOME surgir e esperar uns 15 minutos para se alimentar. Se exagerou, então:
✓ Aumente a atividade física.
✓ Dispense a próxima refeição e aguarde a FOME vir.
✓ Se exagerou no lanche, dispense o jantar.
✓ Se saiu à noite, dispense o café da manhã.
✓ Se exagerou em tudo no final de semana, dispense o carboidrato na segunda-feira e faça uma alimentação mais leve e alguma atividade física.

8. OS ERROS MAIS FREQUENTES

Aprenda nos tropeços,
Não olhe pro chão,
Olhe pro céu,
Olhe pra vida,
Sempre de cabeça erguida,
Que no fim do túnel tem uma saída.

Trecho da música *Sem parar*,
de Gabriel O Pensador.

ERROS FREQUENTES

Você não precisa saber tudo o que está escrito, mas precisa tentar entender e aplicar o que for aprendendo. Entre os erros mais comuns estão:
- ✓ Não fazer o exercício das oito horas.
- ✓ Alimentação noturna.
- ✓ Comer mais do que a FOME.
- ✓ Repetição de alimentos no mesmo dia.
- ✓ Falta de variedade no cardápio semanal.
- ✓ Desequilíbrio dos nutrientes.
- ✓ Encurtamento dos intervalos entre as refeições.
- ✓ Pular refeições e compensar na próxima.
- ✓ Não comer para emagrecer mais rápido.
- ✓ Excesso de frutas.
- ✓ Álcool.
- ✓ Cafezinhos.
- ✓ Falta de atividade física.
- ✓ Falta de água.

DÚVIDAS FREQUENTES

Doce x salgado

Esqueça que essa combinação existe. Frutas na comida, sobremesa após o almoço, doces com salgados. Todas essas combinações fermentam muito e se tornam mais calóricas. Quando fizer essas extravagâncias, assuma os efeitos colaterais: cefaleia, mal-estar, enxaqueca, gases e prisão de ventre. Lembre-se de esperar a fome vir antes de fazer outra refeição.

Cafezinho o dia todo

A cafeína age diretamente sobre a secreção de insulina, que controla a taxa de açúcar no sangue, e pode impedir o emagrecimento de algumas pessoas. Mas a sua interrupção brusca também pode produzir dores de cabeça, ansiedade, insônia, irritação e úlceras. Cafezinho o dia todo prepara constantemente o organismo para a digestão e interfere naquela em andamento. Portanto, substitua seus cafezinhos por água ou chá.

Chás

O chá possui uma quantidade muito menor de cafeína do que o café, uma vez que ele é muito diluído. Chá verde, chá de gengibre, alcachofra, salsinha e salsão possuem propriedades relacionadas ao emagrecimento. Cavalinha, folha de carambola e picão preto são diuréticos. Carqueja e sene são reguladores intestinais.

Excesso de frutas

Fruta é açúcar simples, energia de emergência, absorvida rapidamente. Quando exageramos nas quantidades é o mesmo que estar comendo chocolate.

Vitaminas e sais minerais

Alimentação equilibrada obrigatoriamente fornece o indispensável, porém, com o processo de envelhecimento o metabolismo diminui, podendo ser necessária uma complementação orientada.

Colesterol

Colesterol é uma substância necessária à saúde, indispensável para a assimilação de certas vitaminas, produção dos hormônios sexuais e adrenalina. Não é uma gordura, pois é constituído por uma espécie de cera que não se dissolve na água nem no plasma.

Devemos evitar o consumo excessivo de produtos ricos em colesterol, como gordura hidrogenada, carne gordurosa, miúdos, bem como de substâncias estimulantes, como açúcares, álcool, fumo e café.

Refrigerantes

São carboidratos açucarados cujo consumo deve-se restringir quando se deseja emagrecer.

Cereais
Parecem inofensivos, mas são carboidratos que não têm sabor açucarado, são uma verdadeira fonte de energia. Para emagrecer, respeite as combinações.

Azeite e molhos
Gorduras combinadas com fibras não são prejudiciais, assim como molhos com maionese e azeitonas. O problema começa quando entram nessa alimentação carboidratos e proteínas. Quando utilizar gorduras e molhos, acrescente a essa refeição apenas fibras.

Vegetarianos
A proteína da carne será substituída pelos derivados do leite e ovos. A proteína de soja também é um carboidrato com alto teor proteico, portanto, cuidado!

PROBLEMAS COM A DECISÃO DE MUDAR

Tudo o que você fez até agora deu certo? Continuar fazendo o mesmo não trará resultados diferentes.

Transferir a responsabilidade para os outros
Assumir que o controle de peso é responsabilidade sua significa dar mais atenção ao seu corpo e não ao seu estômago.

Pergunte-se: "Por que eu quero emagrecer?".

Depois de descobrir isso, o primeiro passo é alinhar aquilo que você quer (METAS) ao que realmente vai fazer (AÇÃO). Caso contrário, será apenas um sonho.

Adivinhar o conteúdo do livro

Se você se boicota desde o começo, como pode querer um bom resultado? Nesse ritmo vai ser difícil. Reserve um tempo e leia, afinal, é você que está em jogo. Não espere alguém para fazer coisas que só você pode fazer por você.

Misturar várias dietas

Isto se chama reinventar. Pega-se a melhor parte de uma porção de dietas e se joga toda a lógica no lixo. Essa é a maneira mais fácil de se justificar e fazer de conta que está fazendo algo para emagrecer.

Dieta de segunda a sexta

Se no final de semana você esquece a dieta, é sinal de que não é o momento de fazê-la, pois está na zona de conforto. Se, ao fazer extravagâncias, você também aumentar o seu gasto energético com alguma atividade física, ainda será possível manter o seu peso.

Síndrome da segunda-feira

Qualquer dia é o melhor dia para começar uma dieta, desde que você se proponha a isso. Adiar o começo e comer à vontade resultará em mais trabalho para chegar ao peso com que estava quando resolveu fazer dieta. O momento ideal é agora!

O primeiro deslize

Não é porque você fez algo errado que vai jogar tudo fora. Espere a fome chegar, e você terá mantido seu peso, lembra? Se desistir, estará admitindo sua derrota. Já que você convive com você mesmo 24 horas por dia, comece sem tanta ansiedade. Estabeleça uma meta de longo prazo e tente mudar aquilo que você consegue. Aos poucos mudará, sem perceber, o que achava impossível.

Uso de remédios para emagrecer

São válidos em obesidades importantes, que exigem um emagrecimento acima de 30 quilos, e devem ser indicados pelo médico. Se este não é o seu caso, opte por aprender a comer. Lembre-se de que um comprimido não pode determinar o destino de sua vida. Se ele faltar, você estará destinado a engordar? Encontre o potencial escondido em você para realizar tudo o que deseja, e conseguirá não só emagrecer, mas alcançar outras metas em sua vida.

Entre os medicamentos mais comuns destinados à obesidade, temos:

✓ Inibidores do apetite (ação central por inibirem a fome, <u>porém não mudam os hábitos alimentares</u>). Ex.: dietilpropiona, femproporex).

✓ Estimuladores da saciedade (inibem a captação da serotonina, <u>porém não mudam os hábitos alimentares</u>). Ex.: sibutramina).

✓ Bloqueadores da absorção da gordura que foi ingerida (inibem a ação das enzimas que digerem as gorduras, mas não têm nenhuma ação na gordura que está depositada). Ex.: Orlistat (Xenical).

Independentemente do tipo de medicamento, ou da descoberta do gene que causa a obesidade ou do hormônio responsável pela saciedade, o problema não está em controlar os mecanismos que fazem engordar, e sim no livre arbítrio. O indivíduo come por prazer, com fome ou sem fome. Não existe, até o momento, **nenhum** medicamento que iniba a **vontade de comer**.

PROBLEMAS COM A ANSIEDADE

Emagrecer é fácil, engordar, mais ainda. Devemos aprender a emagrecer, a manter o peso e até a engordar.

Estranho? Pois esta é a única maneira de não entrarmos em pânico, pois essas situações não fugirão mais do nosso controle.

As pessoas que mantêm seu peso não costumam se preocupar com a alimentação, porém, só se alimentam quando seu corpo reclama e passam períodos sem nenhum alimento.

Não estou comendo quase nada
A diminuição do consumo de alimentos está sendo interpretada como agressão. Não adianta exagerar, pois o emagrecimento não será mais rápido.

Na primeira semana, o resultado é rápido, mas depois estaciona. Seu organismo interpreta sua dieta como se você estivesse passando necessidade e começa a economizar.

Para emagrecer é preciso comer respeitando as regras. Devemos equilibrar os nutrientes (proteínas, carboidratos, fibras, frutas) e ter um cardápio diferente a cada dia.

Estou fazendo tudo direitinho
Tem certeza de que você sabe o que é FOME e APETITE?
Fez o exercício das oito horas?
Está comendo mais ou menos do que a FOME?
É bem provável que você esteja comendo mais do que a FOME, que não tenha feito o exercício das oito horas e que esteja só seguindo o cardápio, sem entender a lógica.
A melhor atitude é ler direito o livro e entender o que está escrito.
Pergunte-se: "Eu realmente quero emagrecer?".

Estresse
Antes das refeições, relaxe, respirando profundamente pelo nariz e soltando o ar pela boca. Faça isso umas cinco vezes. Televisão, negócios e agitação fazem com que a relação com o alimento passe despercebida e as compulsões apareçam. Preste atenção no alimento e não nas atividades do dia. Curta esse momento com prazer; isso lhe trará alegria e bem-estar.
Mantenha um ambiente agradável e calmo, respeitando esse momento, mesmo que você não se alimente em casa. Sua alimentação será absorvida de maneira mais equilibrada e saudável.

Uso de *diet* e *light*
Algumas pessoas nem sentem mais o sabor dos alimentos, pois só prestam atenção nos números que eles representam. Relaxe e esqueça as calorias. Tente entender o que é FOME e APETITE.
Os produtos *diet* e *light* também exigem muita atenção. Achar que esses produtos permitem o consumo em grandes quantidades é ilusão. Em quase todos os rótulos vem descrita a quantidade de calorias. Some e veja que no final o resultado não tem nada de *diet* ou *light*.

Hipoglicemia

Ocorre quando existe uma diminuição muito grande das taxas de açúcar no sangue. Pode ser reflexo de um exagero no consumo de açúcares, que desencadeia uma grande produção de insulina.

Cuidado com aquela velha desculpa:
— Se eu não comer, passo mal!
Comer demais também faz passar mal.

Quando você muda sua alimentação, pode levar uma semana para que seu corpo se adapte. Normalmente, quem tem episódios de hipoglicemia em uma dieta os tem porque se habituou a ingerir muito carboidrato e alimentos açucarados.

Com o tempo, a quantidade de insulina se regula à quantidade de glicose a ser processada e esse mal-estar não ocorre mais.

Bulimia

Sessões de empanturramento seguidos de vômitos provocados ou uso exagerado de laxantes. A intenção é livrar-se do alimento antes que ele seja absorvido.

Não existe controle da situação. Normalmente, as pessoas próximas não percebem a pessoa bulímica, mas as consequências são preocupantes. Nesses casos é preciso procurar ajuda especializada.

Por que a mulher engorda mais?

Se uma mulher comer a mesma quantidade de comida que um homem, ela engordará mais do que ele. Ao emagrecer, ele perderá em sete dias um peso que ela levará três semanas para perder.

O corpo de um homem tem, normalmente, 15% a 20% de gordura. O da mulher, 20% a 25%, possuindo maior número de células adiposas em relação ao homem. Se homem e mulher consumirem a mesma quantidade de calorias, a mulher engordará mais. Os homens possuem um metabolismo mais acelerado e que precisa de um suprimento calórico maior, consumindo mais calorias, tanto no repouso como na atividade física.

9. RESUMO

1. A DECISÃO DE MUDAR

O ARMÁRIO
✓ Doe ou ajuste roupas com manequins maiores do que aqueles que você utiliza hoje. Nunca as guarde!
✓ Evite roupas que esticam.

A ZONA DE CONFORTO
✓ Enfrente a realidade e pare de se justificar.
✓ Emagreça a cabeça.
✓ Pergunte-se: "Para que eu quero emagrecer?".
✓ O objetivo do seu emagrecimento deve ser apenas você.
✓ Mexa-se.

HÁBITOS FISIOLÓGICOS
✓ Tome 2 a 3 litros de água por dia.
✓ Mantenha o hábito intestinal regular.
✓ Escove a língua por causa do hálito.
✓ Faça atividade física aeróbica.

2. SEJA SINCERO COM VOCÊ MESMO

DESCUBRA O SEU OBJETIVO DE VIDA
✓ Descubra o seu TALENTO (dom)
✓ Descubra a sua HABILIDADE (o que você faz melhor do que os outros)
✓ Descubra sua finalidade de vida. O que você veio fazer aqui?

ORGANIZE O SEU TEMPO
✓ Organize seus dias. Separe o URGENTE do IMPORTANTE.
✓ Faça sempre uma LISTA.
✓ Desista das missões impossíveis.

OS OBJETOS PESSOAIS
✓ Doe todas as coisas que você não usa. Libere essa energia e o universo lhe dará mais.
✓ Solte o seu passado e seu futuro terá novos rumos.

ESCREVA A SUA HISTÓRIA
✓ Escreva o que está guardado no fundo do baú. Libere essa energia represada e queime tudo no final.

SUA REDE DE RELACIONAMENTOS

✓ Esqueça um pouco os outros. Cuide de você! Vá ao cabeleireiro, à academia, ao cinema.

✓ Não se abata com as críticas. *Se você quiser alguém em quem confiar, confie em si mesmo.*

✓ Ouça e observe as pessoas. Você vai descobrir muito mais sobre as situações em que você se coloca.

✓ Quando se sentir perdido, lance a pergunta: "O que eu devo saber?".

3. ESTABELECENDO METAS

ESTABELEÇA SUA META
✓ Assuma sua parcela de responsabilidade diante da situação em que você se encontra.
✓ Relaxe! Você não engordou em 24 horas, portanto, também não emagrecerá nesse tempo.
✓ Estabeleça uma média de emagrecimento semanal viável.
✓ Estabeleça quanto quer emagrecer e em quanto tempo.
✓ Assuma um compromisso consigo mesmo e faça sempre o melhor possível.

CONTROLE OS SEUS RESULTADOS
✓ Faça uma foto de controle.
✓ Escolha sua roupa de parâmetro e, assim que ela ficar folgada, arranje outra mais apertada para evitar a zona de conforto.
✓ Pese-se toda semana no mesmo horário e na mesma balança.
✓ Tire suas medidas.
✓ Visualize o seu objetivo. Imagine a sensação de estar com seu peso ideal.

4. POR QUE EMAGRECER É TÃO COMPLICADO

SIMPLIFICANDO OS NUTRIENTES
✓ Para ser absorvido, o alimento deve ser transformado em formas mais simples.

✓ Todos os carboidratos se transformam em açúcar, e seu excedente, em gordura.

✓ Há um limite máximo para a quantidade de proteína que pode ser estocada nos músculos e o excedente é eliminado.

✓ Devemos controlar não só a ingestão dos alimentos gordurosos, mas principalmente daqueles que se transformam em gordura.

✓ As verduras cruas podem ajudar a manter o peso e facilitar a digestão, por diminuir a capacidade de absorção das gorduras e de parte dos carboidratos que ficam retidos no meio da esponja de fibras durante o trânsito intestinal.

✓ As fibras não possuem valor calórico. São a parte indigesta dos alimentos, que transita pelo sistema digestivo até ser eliminada pelas fezes, levando consigo toxinas, regulando o hábito intestinal e limpando nossas canalizações internas.

OS DEPÓSITOS DE ENERGIA
✓ A energia vinda do alimento provém de três fontes: **carboidratos, lipídios e proteínas.**

✓ A energia vinda do carboidrato se restringe ao alimento que acabamos de ingerir, e quando este é abundante, o excedente é rapidamente transformado em gordura e armazenado no tecido gorduroso.

✓ A gordura é a segunda fonte de energia a ser utilizada quando se esgotam os carboidratos.

✓ As proteínas são a terceira fonte de energia a ser utilizada quando se esgotam as outras fontes, nos casos de desnutrição e jejum prolongado.

A IMPORTÂNCIA DA GORDURA

✓ Para o seu metabolismo, nosso organismo utiliza a energia armazenada no **tecido gorduroso** (na forma de triglicerídeos), no **fígado** e no **tecido muscular** (na forma de glicogênio).

✓ A gordura na forma de triglicerídeos (TG) é o maior reservatório de energia que nosso corpo possui.

✓ A gordura ainda tem outras funções, como isolação térmica, produção e dissipação de calor, potencial energético, sustentação de órgãos, absorção de choques, reservatório de água e veículo para as vitaminas A, D, E, K.

✓ Sabemos que a utilização da gordura armazenada ocorre em três situações: **atividade física intensa, jejum e frio**.

A MOBILIZAÇÃO DOS DEPÓSITOS DE GORDURA

✓ A gordura, ao se armazenar, o faz de maneira previsível: 50% nos depósitos subcutâneos, 45% na cavidade abdominal e 5% no tecido muscular.

✓ A mobilização também é previsível: ocorre primeiro nos tecidos subcutâneos (pele) e depois na cavidade abdominal (gordura visceral).

OS MECANISMOS DE PERCEPÇÃO

✓ O tecido␣gorduroso é uma grande glândula endócrina integrada ao nosso cérebro, que controla o termostato de gordura (quantidade de gordura no nosso corpo).

✓ Quando você parte do seu padrão de normalidade e muda sua alimentação, o tecido gorduroso percebe isso como uma situação perigosa e ativa mecanismos reflexos para manter os depósitos de gordura estáveis.

✓ Nosso cérebro é igual a uma criança temperamental: ação = reação.

✓ O problema não está na dieta, e sim no sistema de regulação do nosso peso.

ENGANANDO OS MECANISMOS DE PERCEPÇÃO

✓ O que faz o cérebro perceber a nova alimentação como dieta é a diferença entre a sua alimentação "padrão" e a do período restritivo quanto ao volume de comida, falta de saturação de alguns receptores (proteínas, carboidratos, fibras e frutas), repetição dos alimentos e ausência de refeições.

✓ Para que a dieta não seja percebida como dieta é preciso estar disposto a uma mudança de hábitos, evitando a ansiedade, mantendo os hábitos fisiológicos adequados e um equilíbrio alimentar.

5. AH, SE EU SOUBESSE DISSO ANTES!

OS ERROS ALIMENTARES
Nosso organismo não foi feito para digerir:
- ✓ Doces com salgados
- ✓ Frutas com comida
- ✓ Sucos e refrigerantes nas refeições
- ✓ Leite com frutas, pão ou biscoito
- ✓ Bebidas fermentadas com comida
- ✓ Muita variedade de alimentos ao mesmo tempo
- ✓ Sobreposição de refeições
- ✓ Carboidrato noturno

Nosso aparelho digestivo tem uma maneira própria de funcionar. O que engorda não é o que você come, mas a maneira como come.

6. DO DESEJO À AÇÃO

AFINAL, COMO EMAGRECEMOS?
✓ O que regula a entrada e saída de gordura na célula é a glicose. Sua ausência torna impossível o armazenamento de triglicerídeo no tecido adiposo.

✓ Se a quantidade de glicose estiver reduzida, de forma que seja utilizada unicamente para funções vitais, qualquer necessidade extra (atividade física) necessitará de energia imediata. Essa energia será retirada dos depósitos de gordura (emagrecimento). Portanto, níveis baixos de glicose induzem a saída de gordura da célula, e o seu excesso, ao contrário, induz a entrada.

✓ Emagrecemos e engordamos várias vezes ao dia. Por que não tirar proveito dessa situação? Quando se tem fome é que se emagrece!

✓ DECORE ISTO: a sensação de fome significa que seu organismo gastou tudo o que você comeu anteriormente. Ou come agora (e vai armazenar) ou o seu organismo vai tirar da reserva (e vai emagrecer).

QUEM DISSE QUE COMER ENGORDA?
✓ Ninguém engorda porque comeu. Engorda porque fez um "pico de glicose" ao sobrepor refeições.

✓ A comida não engorda. O que engorda é a forma de comer. Além dos erros alimentares, da fermentação dos alimentos, da sobreposição de refeições e da alimentação noturna, existe o fato de se desconhecer a diferença entre FOME e APETITE.

DIFERENCIE FOME DE APETITE
✓ FOME é a contração do estômago que deseja ser abastecido. É a necessidade física de comida. Você precisa dela para sobreviver.
✓ APETITE é a necessidade psicológica de comida. A comida deve ser específica.
✓ Quem deve lembrar-lhe que tem de comer é seu estômago; não, você.

EXERCÍCIOS MENTAIS
✓ Faça o exercício das oito horas para aprender as quantidades.
✓ Pergunte sempre: "Estou com FOME ou APETITE?".
✓ Se tiver dúvidas, pergunte: "Eu comeria arroz e feijão gelado agora?".
✓ Se não estiver emagrecendo, pergunte: "Estou comendo mais do que a fome, conforme a fome ou menos do que a fome?".
✓ Parcele sua alimentação. Assim você poderá parar sempre que quiser.

7. CARDÁPIO BÁSICO

INSTRUÇÕES

✓ Tente classificar os alimentos. Antes, entenda o valor nutricional de cada um e suas possíveis combinações.

✓ O emagrecimento ideal para evitar a flacidez é de cerca de um quilo por semana para a mulher e entre um e meio e dois quilos semanais para o homem.

✓ A diferença entre **fome** e **apetite** passa a ser o fator que determina as quantidades de alimento, adaptando-se perfeitamente ao ritmo de atividades diárias sedentárias ou ativas.

✓ No cardápio existem intervalos entre uma refeição e outra. Esses intervalos significam que uma refeição leva duas horas, por exemplo, para ser digerida. É impossível sentir fome antes desse tempo. Os horários são móveis. Você até pode aumentar os intervalos entre as refeições, diminuir, nunca.

✓ Em nossa alimentação diária devemos equilibrar os tipos de alimentos.

✓ Só coma quando estiver com fome. Quem deve lembrar-lhe que tem de comer é o seu estômago; não, você. Também não pule as refeições achando que vai emagrecer mais rápido. Tudo em excesso é prejudicial — comer demais ou não comer.

✓ Evite repetir os mesmos alimentos todos os dias. Também não coma o mesmo alimento mais de uma vez ao dia. Se você variar o cardápio, seu organismo não o perceberá como dieta e o emagrecimento se tornará mais fácil.

✓ Ao sentir FOME, você deve tomar água e aguardar 15 minutos antes de se alimentar. Esses minutos é que fazem você emagrecer, pois a energia necessária para o metabolismo é retirada das reservas (emagrecimento).

✓ O importante é a cada semana adequar a quantidade de comida ao novo tamanho do estômago. Sempre que você diminuir o volume haverá retração no tamanho do estômago, até que ele volte ao seu tamanho normal.

✓ Se você quer emagrecer, simplifique a sua alimentação. Em vez de comer um estrogonofe, coma um bife; em vez de lasanha, um macarrão ao alho e óleo. Deixe as comidas mais elaboradas para os momentos especiais.

8. OS ERROS MAIS FREQUENTES

ERROS FREQUENTES
- ✓ Não fazer o exercício das oito horas
- ✓ Alimentação noturna
- ✓ Comer mais do que a FOME
- ✓ Repetição de alimentos no mesmo dia
- ✓ Falta de variedade no cardápio semanal
- ✓ Desequilíbrio dos nutrientes
- ✓ Encurtamento dos intervalos entre as refeições
- ✓ Pular refeições e compensar na próxima
- ✓ Não comer para emagrecer mais rápido
- ✓ Excesso de frutas
- ✓ Álcool
- ✓ Cafezinhos
- ✓ Falta de atividade física
- ✓ Falta de água

DÚVIDAS FREQUENTES
- ✓ Doce x salgado
- ✓ Cafezinho o dia todo
- ✓ Chás
- ✓ Excesso de frutas
- ✓ Vitaminas e sais minerais
- ✓ Colesterol

- ✓ Refrigerantes
- ✓ Cereais
- ✓ Azeite e molhos
- ✓ Vegetarianos

PROBLEMAS COM A DECISÃO DE MUDAR

- ✓ Transferir a responsabilidade para os outros
- ✓ Adivinhar o conteúdo do livro
- ✓ Misturar várias dietas
- ✓ Dieta de segunda a sexta-feira
- ✓ Uso de remédios para emagrecer
- ✓ Síndrome da segunda-feira
- ✓ O primeiro deslize

PROBLEMAS COM A ANSIEDADE

- ✓ Não estou comendo quase nada
- ✓ Estou fazendo tudo direitinho
- ✓ Estresse
- ✓ Uso de *diet* ou *light*
- ✓ Hipoglicemia
- ✓ Bulimia
- ✓ Por que a mulher engorda mais?

Visite nosso site e conheça estes e outros lançamentos

www.matrixeditora.com.br

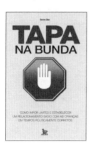

TAPA NA BUNDA
Denise Dias

Finalmente uma obra que é a luz no fim do túnel para todos aqueles que querem educar seus filhos, mas têm dúvidas de como impor limites, nestes tempos cheios da vigilância do politicamente correto. Quantas vezes você já não se pegou dizendo, ao ver uma criança tendo um ataque de birra: "Isso é falta de uns bons tapas na bunda"? Pois saiba que essa é a verdade, em grande parte dos casos, e é a tese que a autora defende aqui, com muita coragem e sem meias palavras, apontando o caminho para uma educação verdadeira, que forme indivíduos equilibrados e felizes, mostrando que existe uma divisão clara entre violência e respeito, entre agressão e impor autoridade e disciplina.

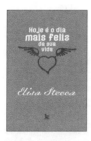

HOJE É O DIA MAIS FELIZ DA SUA VIDA
Elisa Stecca

Diz o ditado que uma imagem vale por mil palavras. Mas não existe imagem que seja tão forte quanto as palavras precisas, as que encorajam, as que mostram caminhos, aquelas que fazem pensar e mudar. *Hoje é o dia mais feliz da sua vida*, escrito por uma das mais talentosas *designers* do Brasil, é um livro feito com palavras motivadoras e imagens de rara beleza, que também têm muito a dizer. Uma obra inspiradora, feita para quem quer um dia a dia de mais felicidade.

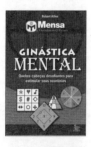

GINÁSTICA MENTAL
Robert Allen

Exercite sua mente com essa fabulosa seleção de quebra-cabeças da Mensa, a mundialmente famosa sociedade do QI elevado. Nesse livro, você encontrará um tesouro de enigmas instigantes que vão lhe garantir horas de diversão. E o melhor de tudo: você também proporciona um maravilhoso treino de ginástica para sua mente!

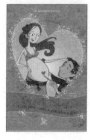

BEBÊ A BORDO - GUIA PARA CURTIR A GRAVIDEZ A DOIS
Dr. Flávio Garcia de Oliveira

Este grande sucesso volta agora em nova edição e com nova capa. Simpático e dono de uma conversa cativante, o ginecologista e obstetra Flávio Garcia de Oliveira, pai de cinco filhos, transformou o linguajar técnico das consultas numa agradável, alegre e esclarecedora obra, acompanhando as 40 semanas da gravidez, mostrando as transformações no corpo da mulher e o desenvolvimento do bebê (ou dos bebês, no caso de múltiplos). Mais do que simplesmente abordar a dupla mulher-criança, ele também fala das dúvidas dos pais, dá conselhos ao casal e conta histórias. Um livro perfeito para elevar ainda mais o astral de grávidas e "grávidos".